体外膜肺氧合监测和护理

Nursing Care and ECMO

主　编　Chirine Mossadegh
　　　　　Alain Combes

主　审　袁世荧　管向东

主　译　尚　游　黄海燕

副主译　余　愿　吴　为

人民卫生出版社

图书在版编目(CIP)数据

体外膜肺氧合监测和护理 /(法)希里纳·摩萨台(Chirine Mossadegh)主编;尚游,黄海燕主译. —北京:人民卫生出版社,2020
ISBN 978-7-117-30056-8

Ⅰ.①体… Ⅱ.①希… ②尚… ③黄… Ⅲ.①体外循环一监测②体外循环一护理 Ⅳ.①R654.1

中国版本图书馆 CIP 数据核字(2020)第 095779 号

人卫智网	www.ipmph.com	医学教育、学术、考试、健康, 购书智慧智能综合服务平台
人卫官网	www.pmph.com	人卫官方资讯发布平台

图字号:01-2020-0843

体外膜肺氧合监测和护理
Nursing Care and ECMO

主　　译:尚　游　黄海燕
出版发行:人民卫生出版社(中继线 010-59780011)
地　　址:北京市朝阳区潘家园南里 19 号
邮　　编:100021
E - mail:pmph @ pmph.com
购书热线:010-59787592　010-59787584　010-65264830
印　　刷:北京顶佳世纪印刷有限公司
经　　销:新华书店
开　　本:787 × 1092　1/16　　印张:6
字　　数:150 千字
版　　次:2020 年 7 月第 1 版　2024 年 5 月第 1 版第 4 次印刷
标准书号:ISBN 978-7-117-30056-8
定　　价:55.00 元
打击盗版举报电话:010-59787491　E-mail:WQ @ pmph.com
质量问题联系电话:010-59787234　E-mail:zhiliang @ pmph.com

译者名单

主　审

袁世荧（华中科技大学同济医学院附属协和医院）
管向东（中山大学附属第一医院）

主　译

尚　游（华中科技大学同济医学院附属协和医院）
黄海燕（华中科技大学同济医学院附属协和医院）

副主译

余　愿（华中科技大学同济医学院附属协和医院）
吴　为（华中科技大学同济医学院附属协和医院）

译校者（按姓氏笔画排序）

王　婷（华中科技大学同济医学院附属协和医院）
王生峰（郑州大学第二附属医院）
尹　伟（华中科技大学同济医学院附属协和医院）
史　源（河南省人民医院）
刘　东（中国人民解放军联勤保障部队九四〇医院）
刘　宏（华中科技大学同济医学院附属协和医院）
刘　婕（华中科技大学同济医学院附属协和医院）
刘小军（郑州大学第二附属医院）
汤展宏（广西医科大学第一附属医院）
孙荣青（郑州大学第一附属医院）
李　平（华中科技大学同济医学院附属协和医院）
李宏宾（郑州大学第一附属医院）
李瑞婷（华中科技大学同济医学院附属协和医院）
杨小博（华中科技大学同济医学院附属协和医院）
吴　为（华中科技大学同济医学院附属协和医院）
余　愿（华中科技大学同济医学院附属协和医院）
邹晓静（华中科技大学同济医学院附属协和医院）
张建成（华中科技大学同济医学院附属协和医院）

尚　游（华中科技大学同济医学院附属协和医院）
明耀辉（华中科技大学同济医学院附属协和医院）
周　婷（华中科技大学同济医学院附属协和医院）
庞志强（华中科技大学同济医学院附属协和医院）
胡　莉（华中科技大学同济医学院附属协和医院）
胡军涛（广西医科大学第一附属医院）
胡恩华（华中科技大学同济医学院附属协和医院）
秦秉玉（河南省人民医院）
袁　茵（华中科技大学同济医学院附属协和医院）
黄海燕（华中科技大学同济医学院附属协和医院）
舒化青（华中科技大学同济医学院附属协和医院）
漆　红（华中科技大学同济医学院附属协和医院）

前　言

体外膜肺氧合（extracorporeal membrane oxygenation，ECMO）可以用于治疗严重呼吸或心脏功能衰竭，目前它正在快速发展。所有学科的医护人员需要一本专业的书籍帮助他们理解如何管理这些使用 ECMO 的患者，解读安全和成功的临床实践原则。本书特别关注了 ECMO 患者的监测和护理，全面介绍了 ECMO 相关的病理生理学和适应证、系统建立、监测、故障排除、伦理和康复。护士、物理治疗师、体外循环治疗师及其他 ECMO 团队成员会在这本书里面找到基础知识，以便更好地理解这一技术，最终造福患者。

可以预见，ECMO 的未来更加令人兴奋。

Chirine Mossadegh
Alain Combes

目　录

第一部分

相关概念

第1章
ECMO的定义和原理

Charles-Henri David, Alicia Mirabel, Anne-Clémence Jehanno, and Guillaume Lebreton

1.1 引言

短期循环支持是直接基于体外心肺旁路（cardiopulmonary bypass，CPB）的原理基础上，用于心脏衰竭和 / 或呼吸衰竭治疗的技术。循环支持以体外膜肺氧合（extracorporeal membrane oxygenation，ECMO）和体外生命支持（extracorporeal life support，ECLS）两种技术为代表，这两种技术之间密切相关，但其治疗目的却不同：ECMO 旨在支持衰竭的肺，而 ECLS 旨在支持心脏衰竭；ECMO 主要影响血液的氧合作用，而 ECLS 具有支持循环和呼吸的双重作用；进一步来说，ECMO 是可用于所有短期循环支持的技术（1 个月以内）。为了区分这两种不同类型的辅助技术，需要明确置入管路的位置，静脉 - 动脉 ECMO（veno-arterial ECMO，VA-ECMO）是用于心脏衰竭或心肺衰竭的 ECLS 技术，而静脉 - 静脉 ECMO（veno-venous ECMO，VV-ECMO）是仅针对呼吸衰竭的 ECLS 技术。

ECMO 与常用的 CPB 的主要不同在于：ECMO 是一个没有心脏切开储血池的环路，因此，该系统比 CBP 更依赖于前负荷和后负荷。另外，CBP 仅可使用几个小时，而 ECMO 可使用几天甚至几周。

1953 年，第一台心肺机被应用于人类[5]。1972 年，关于 ECMO 在非手术科室的成功应用首次被报道[2]。这些技术最初是新生儿科和儿科用而开发使用的，随后逐渐被应用于成年人，而其最初治疗结果却不尽如人意。一项多中心研究发现 ECMO 用于治疗呼吸衰竭，较对照组没有带来更多益处[11]。尽管如此，许多其他的临床研究还是表明，这项技术可以提高患者生存率。随着其组件的改进，特别是降低溶血的离心泵和新的氧合器推出，大家对 ECMO 重新产生兴趣[6, 10]。

在最近流行的 H1N1 病毒性肺炎期间，部分患者有发生急性呼吸窘迫综合征（acute respiratory distress syndrome，ARDS）的风险，对 ECMO 的兴趣被重新点燃[3]。尽管对 ECMO 的使用是有疑问的，但在常规治疗方案失败的情况下使用 ECMO 确实挽救了患者生命[8]。

目前，ECMO 的主要适应证是心源性休克伴有多器官功能障碍（除了心脏外至少还有两种器官功能衰竭）和 / 或需要不断增加强心药物剂量（特别是如果患者不在具有循环支持能力的中心时）和 / 或快速可逆的心功能衰竭（简言之，如心肌炎、药物中毒、深低温等心脏功能不能维持却具有潜在恢复能力的患者）[4, 7]。

ECMO 是一种支持方法，而不是治疗终点，它是通向一个或多个治疗方向的桥梁：

- 通向决策的桥梁——如果诊断不确定，则可以在继续调查的同时挽救患者的生命，但这可能会陷入僵局并导致治疗被迫终止。
- 通向功能恢复的桥梁——例如心肌炎。
- 通向病变部位等待外科修复的桥梁。
- 通向在心肺功能无法恢复的情况下等待心脏或肺移植的桥梁。
- 通向长期机械支持的桥梁。

1.2　原理

ECMO 是目前唯一能够暂时性支持心肺衰竭的紧急治疗方法。ECMO 的基本原理是将患者的静脉血收集到与氧合器相连的泵中，再将氧合后并排出 CO_2 的血液回注到患者体内。VA-ECMO 和 VV-ECMO 模式患者的血液统一都通过大静脉引出，区别在于，在 VA-ECMO 模式中，血液通过动脉置管回注体内，而在 VV-ECMO 模式中，血液通过静脉置管回注体内。

ECMO 不能治愈患者。它可以使患者在非常危重的情况下稳定下来，使团队能够有时间进行评估和 / 或诊断并做出决定。它可以提供部分或全部的生命支持，确保气体交换并保护患者重要器官的输注量。人们可以把 ECMO 看作是通向决策的桥梁。

ECMO 的监测仅在靠近胸、心血管外科的重症加强治疗病房中进行。

1.2.1　设备

类似于手术室 CBP 控制台，ECMO 系统更小型化和简易化，以便于在手术室外使用。ECMO 回路由血泵、氧合器、热交换器、循环管路及一组连接患者和机器的血管内置管组成。根据患者的病情需要，予以心脏和 / 或肺功能的支持。如果是 VA-ECMO，需要静 - 动脉插管。在行呼吸支持的情况下，只使用两根静脉插管（或一根静脉插管同时用于引血和回血）。传统上，静脉血通过泵从大口径静脉置管（如股静脉）中引出，再通过膜肺进行氧合（图 1.1），然后再回注到患者的血液循环中。

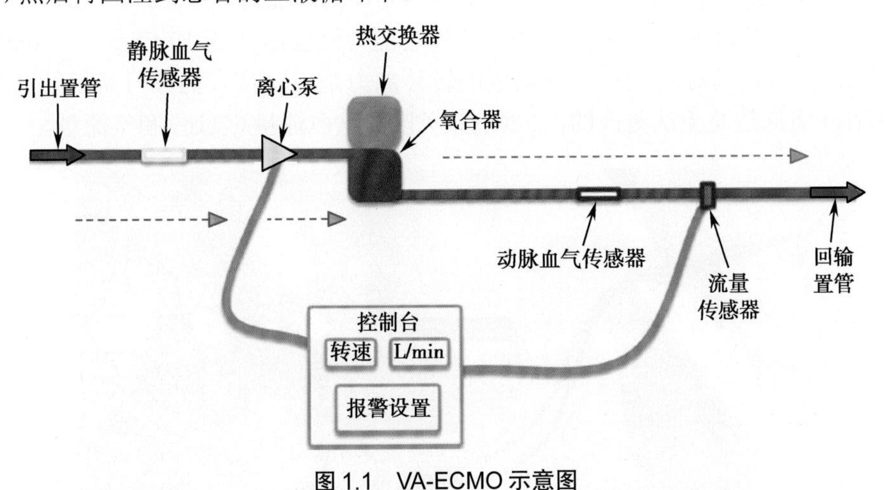

图 1.1　VA-ECMO 示意图

1.2.1.1　插管

ECMO 置管的选择是尽可能减少并发症的基础。多数置管根据其内径［以 French（Fr）

为单位，1Fr=1/3mm]、长度（mm）和表面处理方式来进行分类。

置管的特点是有尖的头端，以便于穿透血管（特别是用于经皮置入），金属线圈用于加强置管和循环管道的硬性近端部分的连接。“引出置管”用于引流出静脉血液，“回输置管”用于将含氧血液经泵输送回患者体内（根据 ECMO 类型不同插入动脉或静脉中）。静脉插管通常比动脉插管更宽更长。

1.2.1.2 血泵

我们在 ECMO 中使用的是离心泵。这种泵是非阻塞性的泵，其工作原理是通过旋转叶轮叶片或旋转锥的涡流作用将血液带入泵内。叶轮或锥体与电动马达磁性耦合并快速旋转时，产生压差，引起血液流动。流量（通过超声传感器获得）以 L/min 为单位。控制台可显示和设置 ECMO 的各种参数（流量、高流量和低流量警报）。

离心泵导致溶血的可能性比其他类型的泵要小，如果回路中出现空气栓塞，血泵就会停止运转；速度主要取决于输入压力（血容量和插管尺寸的选择）和输出压力（血管阻力）。离心泵是非阻塞性的，这意味着血液可以向一个方向或另一个方向流动。因此，患者的血液可能回流到血泵中。这种情况常发生于 ECMO 运行速度较低时和患者心脏产生的压力时。血泵上有一个防回流装置，但需要进行定期监测，最重要法则是在血泵停止运行时夹紧动脉管路。所有血泵都配备有紧急手摇曲柄，以防止血泵的运行故障。

1.2.1.3 回路

回路由 PVC 管组成，内径为 3/8 inch（9.525mm），无菌包装，带有一个去气泡袋。回路经过表面处理以减少血液凝结。

1.2.1.4 氧合器

血液通过聚丙烯纤维，使气体交换进行氧合和排出 CO_2。氧合器拥有类似肺泡毛细血管的功能。现代的氧合器由多个直径小于 0.5mm 的中空纤维组成，表面涂有疏水聚合物（聚甲基戊烯），允许气体（分压梯度）通过，但不允许液体通过（图 1.2）。气体在纤维内部流动，液体在纤维外部流动。膜（人工肺）的转运能力比健康肺低 10 倍多（3 000ml/min vs 200～250ml/min）。其对氧气和二氧化碳的转移能力是由交换表面和纤维的孔径决定的。这些因素在患者床边是无法更改的，需要着重关注的是血流量（泵速）和气流量。

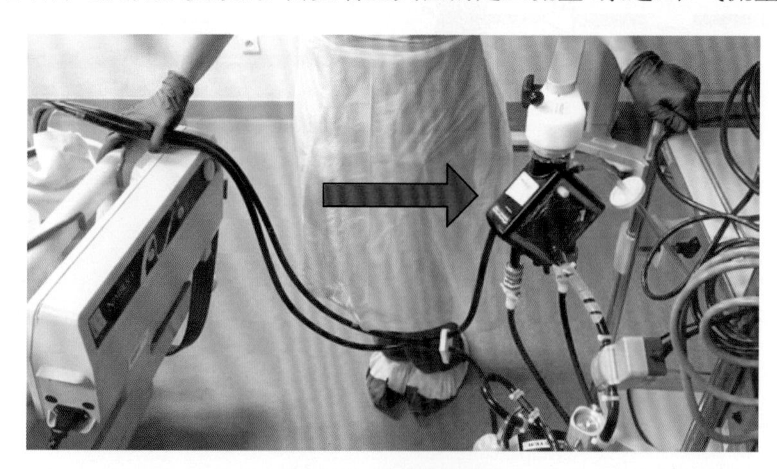

图 1.2 现代氧合器

1.2.1.5 变温器

这是一个微型的加热单元，可以通过对流加热患者的血液。加热单元可以在患者血液通过氧合器的过程中加热患者的血液：热水在氧合器周围循环，从而间接地加热患者的血液。该装置的引入和移除由体外循环师完成。

1.2.2 技术适应证和并发症

1.2.2.1 VA-ECMO 和 ECLS

医学上可引发难治性心源性休克的所有病因是 VA-ECMO 最常见的适应证（表 1.1）。在这些情况下，心脏无法泵出足够的流动血液，在无低血容量的状态下，导致血液停滞，导致组织缺氧，最终可致器官功能衰竭。

表 1.1 需要 ECMO 支持的心源性休克病因

心肌梗死
慢性失代偿性心力衰竭
瓣膜功能不全（乳头肌断裂、心内膜炎、主动脉夹层）
心肌炎
难治性心搏骤停
后心源性休克
移植排斥反应
药物中毒（β 受体阻滞剂）
胸部创伤
肺栓塞

股静脉 - 股动脉置管方法是最常用也是最简单的技术，包括床边局麻下的体外心脏按压（external cardiac massage，ECM）患者。

关于这项技术中，我们通过腹股沟三角路径，将股动脉和股静脉切开暴露，在每个插入部位用不可吸收的单丝缝线进行缝合。使用 5 000IU 普通肝素对患者进行抗凝。导管插入血管是根据 Seldinger 技术进行的[9]。在超声引导下，静脉插管尖端经过下腔静脉末端进入右心房。当置入动脉导管时，将侧支循环导管（5 或 7Fr）放置在动脉置管部位的下游，以确保肢体灌注并降低肢体缺血的风险。套管连接到各自的集合管之前，需用生理盐水冲洗。

经皮置管技术完全可在超声引导下完成，但仍有需要采取外科手术移除 VA-ECMO 置管的可能。在这种方法中，血管修复可能更复杂。

外周 VA-ECMO 的其他置管方式也可选择使腋动脉（AF-VA）进行血液回输和 股静脉置管引流。腋动脉的手术入路是在三角肌间。导管可以直接置入或通过涤纶管置入，这种插管方式的缺血风险较低，且顺行灌注并降低急性肺水肿（acute pulmonary oedema，APO）的风险。

最后，可以选择建立一个中央性 ECMO（C-VA），导管可直接置入右心房和升主动脉。这种辅助类型在 CBP 术后心源性休克患者中最为常见，由于胸骨为开放状态，实施更容易，且减少了安装装置时的并发症。

表 1.2 总结了 VA-ECMO 建立后发生的主要并发症。

表 1.2 VA-ECMO 并发症

	手术 FF-VA	经皮 FF-VA	AF-VA	C-VA
血管损伤	+	++	+	−
肢体缺血	++	++	+	−
肺水肿	++	++	−	−
溶血	++	++	++	+
插管部位感染	++	−	+	+
Harlequin 综合征	+	+	−	−
滤器血栓形成	+	+	+	+
插管部位出血	++	+	++	+
耳鼻 / 内脏出血	+	+	+	+
凝血功能障碍	+	+	+	+
脑出血	+	+	+	+

FF-VA，股静脉 - 股动脉 AF-VA，腋动脉 - 股静脉；C，中央

1.2.2.2 VV-ECMO

VV-ECMO 主要应用于 ARDS，其主要病因见表 1.3。这通常包括常规医疗方法治疗无效的严重急性呼吸窘迫综合征患者[1]，但这些患者必须有正常的心脏功能。

VV-ECMO 将有助于确保 ARDS 患者血液的氧合作用（气体交换），减少小潮气量（6ml/kg）机械通气的使用，同时维持肺泡复张时最大吸气压力（maximum inspiratory pressure，MIP）小于 30cm H_2O。

VV-ECMO 置管部位主要是股静脉和颈静脉。引流导管置入股静脉中，回输导管插入颈内静脉中，这些插管通常是经皮穿刺完成的。

VV-ECMO 可在数周内确保组织氧合，使肺部得到休息，并使其康复。

表 1.3 急性呼吸窘迫综合征的主要病因

肺内因素	肺外因素
吸入性肺炎	脓毒症
感染性肺炎	严重创伤合并休克
淹溺	急性胰腺炎
药物吸入	神经源性 ARDS
肺挫伤	药物过量
	大量输血
	体外循环

ARDS，急性呼吸窘迫综合征

1.2.2.3 VAV-ECMO

静脉 - 动脉 - 静脉 ECMO（VAV-ECMO）结合 VA-ECMO 和静脉回输管路。其主要适应

证是与伴心脏衰竭的肺功能障碍。

VAV-ECMO，通常是股静脉 - 股动脉，再加上颈内静脉回输管。这两条通路的存在所提供的反馈支持有助于心脏和肺功能恢复。

参考文献

1. ARDS Definition Task Force et al. Acute respiratory distress syndrome: the Berlin definition. JAMA. 2012;307(23):2526–33.
2. Bartlett RH et al. Extracorporeal membrane oxygenator support for cardiopulmonary failure. Experience in 28 cases. J Thorac Cardiovasc Surg. 1977;73(3):375–86.
3. Davies A et al. Extracorporeal membrane oxygenation for 2009 influenza A (H1N1) acute respiratory distress syndrome. JAMA. 2009;302(17):1888–95.
4. Hill JG et al. Emergent applications of cardiopulmonary support: a multiinstitutional experience. Ann Thorac Surg. 1992;54(4):699–704.
5. Kolobow T et al. Partial extracorporeal gas exchange in alert newborn lambs with a membrane artificial lung perfused via an A-V shunt for periods up to 96 hours. Trans Am Soc Arti Intern Org. 1968;14:328–34.
6. Lawson DS et al. Hemolytic characteristics of three commercially available centrifugal blood pumps. Pediatr Criti Care Med J Soc Crit Care Med World Feder Pediatr Intens Crit Care Soc. 2005;6(5):573–7.
7. Leprince P, Léger P, Aubert S, Gandjbakhch I, Pavie A. Assistances circulatoires et cœurs artificiels: techniques et évolutions. EMC (Elsevier Masson SAS, Paris), Techniques chirurgicales Thorax. 2010;42–515:1–10.
8. Rozé H, Repusseau B, Ouattara A. Extracorporeal membrane oxygenation in adults for severe acute respiratory failure. Ann Fr Anesth Reanim. 2014;33(7–8):1–3.
9. Seldinger S. Catheter replacement of the needle in percutaneous arteriography; a new technique. Acta Radiol. 1953;39(5):368–76.
10. Tamari Y et al. The effects of pressure and flow on hemolysis caused by Bio-Medicus centrifugal pumps and roller pumps. Guidelines for choosing a blood pump. J Thorac Cardiovasc Surg. 1993;106(6):997–1007.
11. Zapol WM et al. Extracorporeal membrane oxygenation in severe acute respiratory failure. A randomized prospective study. JAMA. 1979;242(20):2193–6.

第2章
静脉-动脉ECMO的适应证及病理生理学

Nicolas Brechot

缩写词

CPC　Cerebral performance category score　脑功能分类评分
CPR　Cardiopulmonary resuscitation　心肺复苏
ECMO　Extracorporeal membrane oxygenation 体外膜肺氧合
LOE　Level of evidence 证据级别
LVAD　Left ventricular assist device 左心室辅助装置
LVEF　Left ventricular ejection fraction　左心室射血分数
PVA-ECMO　Peripheral veno-arterial ECMO 外周静脉-动脉ECMO
VA-ECMO　Veno-arterial ECMO 静脉-动脉ECMO

2.1　概述

常规治疗无效的循环衰竭如果没有循环支持是一种致命情况。在这种情况下，体外膜肺氧合（ECMO）已成为许多医疗中心的一线疗法。与其他循环辅助系统（Impella或TandemHeart，图2.1）相比，外周静脉-动脉ECMO（PVA-ECMO）作为挽救治疗具有许多优势：得益于移动ECMO团队，该治疗可以在患者床边快速进行，甚至用于偏远的地区。ECMO技术应用高速且稳定的血流量辅助双心室，结合肺辅助，使其适用于最严重的患者。其次，与其他设备相比，它花费较合理。另外，由于心源性休克患者很快变得无法转移到配备有循环辅助的中心，因而移动式ECMO装置当前充当循环辅助的一个重要角色。移动式单元使没有ECMO设备的医院能启动ECMO，并转运到三级医疗中心。在一个210例患者的队列研究中，由机动救援团队完成的ECMO辅助患者与现场置入的ECMO治疗患者预后相同[2]。

一旦置入，ECMO作为决策治疗的桥梁，允许买时间来评估患者的最佳治疗策略。然而，ECMO仅提供短期支持，经过7～15天的ECMO治疗后并发症激增，并且该技术对于改善患者症状至关重要，但本身并不能促进患者康复。因此，ECMO需要快速切换到另外的辅助，这就是ECMO的“桥梁”作用。心衰（心肌炎、心搏骤停后心脏功能障碍、药物中毒等）能快速恢复的患者通常是将ECMO作为通向康复策略的桥梁。对于因多器官功能衰竭不能康复或病情过重而不能行心脏移植术或长期辅助装置治疗（如出现严重脑损伤）的患者，ECMO将因限制性治疗和姑息治疗的目的而撤离。有中度心肌损伤或多器官衰竭可康复的患者ECMO将是长期机械辅助或心脏移植术的桥梁。图2.2显示了这类决策实例。

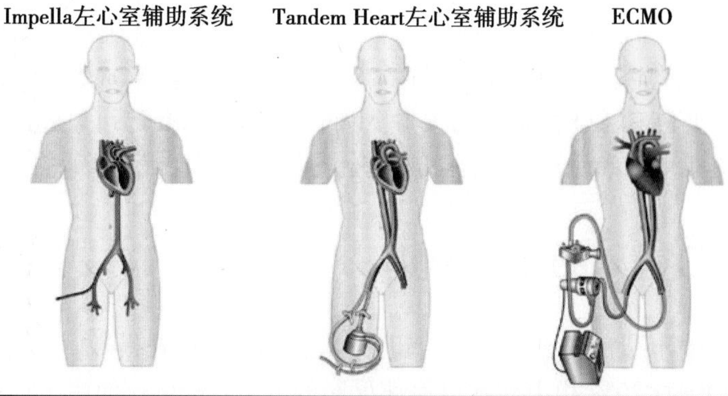

	置入难度	床旁置入/移动小组	流速（L/min）	右心辅助	肺辅助
PVA-ECMO	+	有	4~6	有	有
Impella左心室辅助系统	++	无	2.5~4	无	无
Tandem Heart左心室辅助系统	+++	无	3~4	无	+/–

图2.1　短期左心室辅助装置的主要特征(改编自[1])

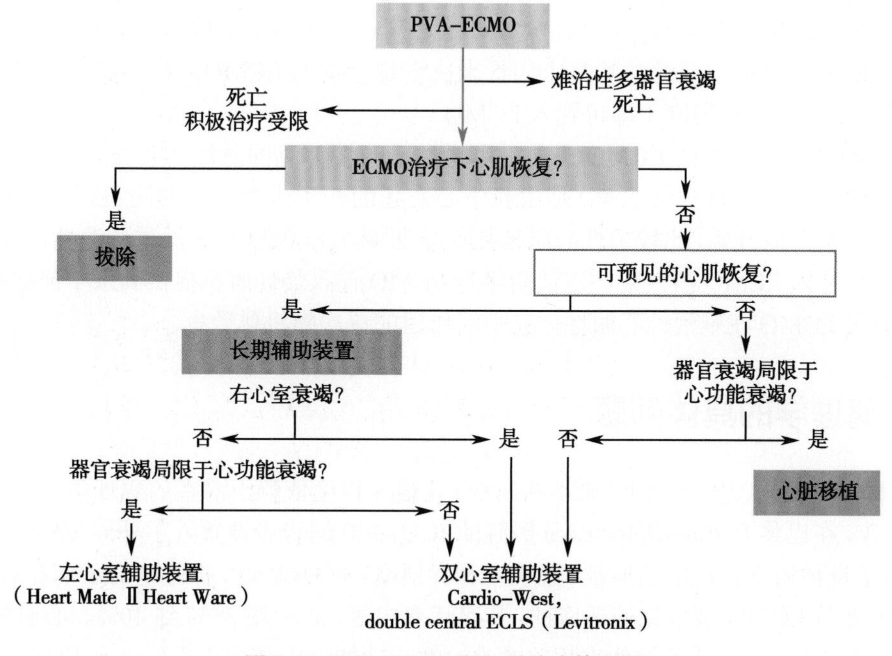

图2.2　PVA-ECMO置入后的决策实例

由于目前ECMO是作为抢救治疗应用，因此尚没有进行随机对照研究来评估其对病死率的真实影响。然而，在大型队列研究中，ECMO可以挽救约40%的难治性心源性休克[3，4]。尽管在身体活动和社会功能方面存在一些限制，但据报道幸存者的生活质量仍然保持不变。一项中国台湾省的前后对照研究表明：70例由于急性冠脉综合征导致的严重心源性休克的患者，在实施 ECMO 抢救后 30 天的死亡率从 72% 下降到 39%。在多因素分析中，ECMO 与较好的生存率独立相关[5]。

ECMO 禁忌证主要包括不可逆的心脏功能障碍，而又不适合左心室辅助装置或心脏移植术的患者，以及由于患者的病情而无效者。考虑到没有循环辅助的难治性心源性休克是致命的，其他传统的禁忌证（如抗凝、年龄、慢性器官功能障碍、对医学治疗的依从性等）都是相对的。基于来自 ELSO 登记处的大量队列研究，Schmidt 等可以建立一个评分体系来预测每个患者的预期生存率，www.savescore.org 上可以进行在线计算[6]。

2.2 ECMO 置入的最佳时机

当出现低心输出量的心源性休克[超声心动图显示心脏指数 <2.2L/（min•m^2）或左心室射血分数（LVEF）<20% 和主动脉血流速度时间积分 <8cm]，使用大剂量的正性肌力药物和血管收缩剂[肾上腺素 >0.2μg/（kg•min）或多巴酚丁胺 >20μg/（kg•min）± 去甲肾上腺素 >0.2μg/（kg•min）]，且容量状态最优化，但仍表现为持续性组织缺氧时，可考虑使用 ECMO 辅助。

当第一个 ECMO 项目建成时，患者尽管已应用机械通气、接受高剂量的儿茶酚胺等最大限度地治疗，但出现多器官衰竭仍持续恶化，ECMO 作为真正的终末期抢救治疗使用。这些项目的结果表明，心脏复苏以及肾脏或肝功能衰竭情况下置入设备是 ECMO 死亡的独立预测因子（风险分别增加 21、7 和 4 倍）[3]。这提示应该在发生多器官衰竭之前，在休克期尽早置入 ECMO。基于这些数据，ECMO 中心现在越来越多地根据心输出量水平和尽管输注儿茶酚胺但有组织低灌注的临床症状来决定是否置入 ECMO。在多器官衰竭发生前，患者保持自主呼吸，在局麻下即可置入 ECMO。

ANCHOR 试验（评估 ECMO 用于不可逆性心源性休克的急性心肌梗死患者是否可以减少器官功能障碍和降低死亡率）是由我中心发起的一项大型多中心随机研究，该试验将在接下来几个月内开始，比较急性心肌梗死后早期置入 ECMO 与在严重心源性休克期间作为抢救治疗置入 ECMO 的效果。该试验将为 ECMO 置入最佳时机提供高水平证据的数据，并提供有关 ECMO 在难治性心源性休克中的作用的首次随机化数据。

2.3 病理学的具体问题

ECMO 的模式、适应证和结果不断演变，在很大程度依赖于潜在的病理学。从 2009 年到 2011 年，在巴黎 la Pitié-Salpêtrière 医院的 ICU，200 例患者被置入了外周 VA-ECMO，图 2.3 显示了每种病理情况的适应证、脱机率和存活率。心肌缺血、扩张型心肌病和心脏术后心源性休克是 ECMO 最常见的适应证，其存活率中等，波动在 35% 到 40%。心肌炎、原发性移植物功能障碍、与感染性休克相关的难治性心功能障碍和中毒看起来是 ECMO 支持的良好适应证，其生存率超过 60%。难治性心搏骤停和晚期移植物功能障碍的预后都很差。ICU 出院总存活率为 43%，住院和 6 个月生存率分别为 40% 和 33%，平均 ECMO 支持时间为（6.3±6.4）天。ECMO 为 37% 患者提供了心肌恢复的桥梁，为 9% 患者提供了心脏移植的桥梁，为 22% 患者提供了长期辅助的桥梁（22 个中心 ECMO，12 个左心室辅助装置，7 个人工心脏，3 个双胸腔镜）。

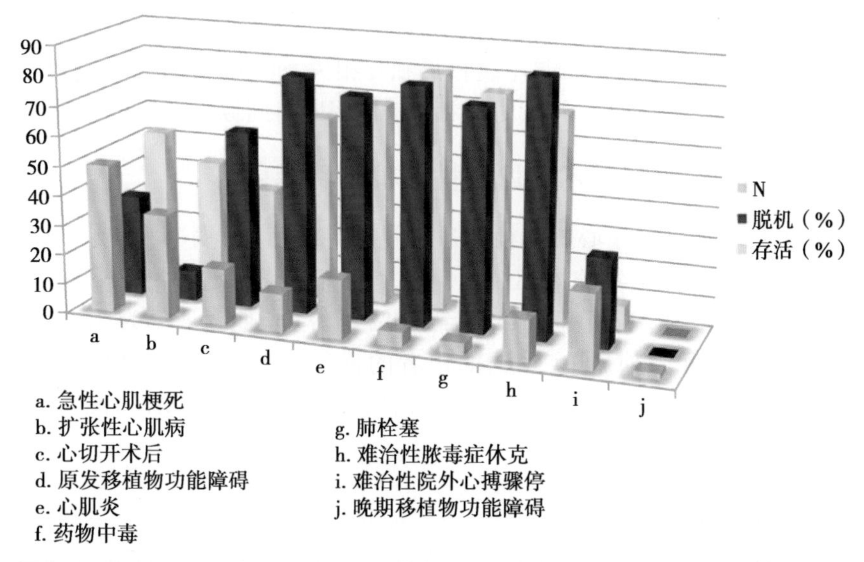

图 2.3　2009—2011 年 la Pitié-Salpêtrière 医院内科 ICU 200 例 ECMO 辅助患者的样本量、脱机率和 ICU 生存率

2.3.1　急性心肌缺血

急性心肌缺血合并心源性休克是使用循环辅助的首要原因。因为这种情况可快速致命，所以迄今尚没有随机研究对其进行评估研究。然而，最近在中国台湾省进行了一项 ECMO 辅助经皮冠状动脉造影的回顾性研究，评估了 2004 年至 2009 年急性心肌缺血导致心源性休克的 58 例患者。实施 ECMO 后 1 年死亡率从 76% 降至 37%，而患者在人口特征和疾病严重程度方面保持不变[7]。这进一步质疑了此类患者置入 ECMO 的时机。经皮冠状动脉血管成形术仍然是此类患者治疗的基石，但一些严重心源性休克患者将需要首先在导管室启动 ECMO。

这些患者面临的第二个挑战是预测 ECMO 下心肌恢复的可能性，这可以指导进一步的临床决策，尤其是恢复可能性小的患者应迅速转换为长期辅助装置，如左心室辅助装置(LVAD)，或者行心脏移植术，以避免 ECMO 并发症。

最近有研究报道 77 例心肌缺血患者行 ECMO 置入术后的结局，ECLS 持续时间为(9.8±7.1)天，19 例患者(24%)最终脱离 ECMO；40 例(52%)在 ECMO 辅助下死亡；5 例(6.5%)行移植；9 例(11.6%)转为 LVAD 治疗；4 例(5.2%)转为双心室机械辅助。该研究中 30 天和住院存活率分别为 38.9% 和 33.8%。多变量分析表明，置入前血清乳酸水平、血清肌酐水平和心肺复苏史是 30 天死亡率的独立预测指标[8]。

2.3.2　心脏术后 ECMO

心脏术后难治性心源性休克历来是 ECMO 辅助的主要发展领域，它涉及 0.5% 至 2.9% 体外循环下的心脏手术。ECMO 置入的指征是术后心肌顿抑有恢复的可能，然而，主要由于年龄，以前的医疗条件和术前心脏损伤的原因，其结果令人相当失望。在更大的队列研究中，心脏术后 ECMO 患者的平均年龄约为 64 岁，平均欧洲心脏手术风险评分约为 21%，左室射血分数约为 46%[9，10]，超过一半的患者可以脱离 ECMO，但只有 24%～33% 的患者出院回家，1年生存率从17%到29%不等。年龄>70岁、糖尿病、肥胖、术前肾功能不全、术前左室射血分数和置入前酸中毒与不良预后独立相关，而单纯冠状动脉旁路移植似乎具有保护作用。有趣的是，心肺转流持续时间和主动脉阻断时间似乎都与结果无关。

2.3.3 ECMO治疗心脏移植术后原发性移植物功能衰竭

原发性移植物功能衰竭是心脏移植术后常见的并发症，发病率为4%～24%，主要取决于边缘心脏同种异体移植物的局部情况。多个研究报道在这种情况下使用ECMO行暂时的机械支持取得成功，脱机率从60%到80%不等，长期存活率为50%到82%。有趣的是，使用ECMO和未使用ECMO的患者的累积存活率没有差异[11]。另外，当ECMO用作补救疗法时，存活率仅为14%，而在疾病早期置入ECMO时的结果则明显好得多[12]。

2.3.4 ECMO治疗急性心肌炎

心肌炎是一种可能迅速进展为难治性心源性休克和死亡的疾病，大多数患者心肌迅速恢复，外周VA-ECMO置入和拔除简单快捷，已成为这类患者首选的一线辅助装置。

多个大型队列研究报告了在致命情况下使用ECMO支持的有利结果。其中一个队列研究报道41例暴发性心肌炎伴难治性心源性休克患者辅以VA-ECMO，ECMO组的出院存活率为70%[13]，存活率高，与ECMO置入前患者病情高度严重形成对比，SAPS-Ⅱ平均评分为56分。ECMO辅助的平均持续时间为10天，这么短的时间突出了这类患者心肌迅速恢复的特点。18个月时患者平均左心室射血分数为57%。4例没有康复的患者需要心脏移植，出院时仍存活。然而，患者需要完善的医疗资源：88%的患者需要机械通气，54%的患者需要透析，患者平均住院时间为59天。值得注意的是，63%的患者至少出现了一个与ECMO相关的主要并发症。10例患者出现了流体静力性肺水肿，需要更换为中央辅助设备。其他并发症包括插管部位大出血（46%）、深静脉血栓形成（15%）、动脉缺血（15%）、手术伤口感染（15%）和中风（10%）。经过平均18个月的随访，患者心理健康和运动能力状态良好，然而，他们仍报道存在身体和心理上障碍，其中38%、27%和27%的人出现焦虑、抑郁和/或创伤后应激障碍症状，10例患者在使用ECMO后侧腿长期表现感觉异常或神经缺损，其中1例患者因动脉缺血而必须进行大截肢。该研究中，SAPS-Ⅱ>56和肌钙蛋白>12μg/L是不良预后的独立预测因子。

另一个队列研究报道75例心肌炎合并难治性心源性休克的儿童和成人患者，外周VA-ECMO作为一线治疗有类似的结果，64%的患者可以出院回家，出院时平均LVEF为57%。9例患者没有康复，其中6例转为使用长期心室辅助装置，3例进行心脏移植术。30%的患者因难治性肺水肿需要进行左心室引流，这跟ECMO脱机率较低（39%）和生存率较低（48%）有关。另外，透析和肌钙蛋白水平持续升高是预后不良的独立预测因子[14]。

2.3.5 ECMO与药物中毒

PVA-ECMO可常规用于药物中毒后的难治性心源性休克和心搏骤停（Ⅱb级，证据水平C）[15]。

药物中毒期间使用ECMO辅助的好处是心功能障碍为可逆的。实验研究表明该技术在几个模型中有明显获益，许多个案研究报道其在患者中应用成功[16]。最大的一个队列研究纳入单中心的 62 例患者，平均年龄 48 岁，药物中毒后出现难治性心源性休克[17]，其中 10 例恶化为难治性心搏骤停，14 例患者置入了 PVA ECMO，3 例在心肺复苏期间置入，ECMO 置入患者的生存率显著增加（86% vs 48%，$P= 0.02$）。尤其值得注意的是，所有难治性心搏骤停存活患者都使用了 ECMO，3 例心肺复苏过程中 ECMO 置入患者都存活下来。同时注意到，膜稳定剂中毒期间，ECMO 置入患者没有死亡，而 65% 的非置入患者死亡。在这种情况下，ECMO 辅助的特殊性在于许多毒性剂可麻痹血管，使得血管难以实现高流速。因此，尽管 PVA-ECMO 似乎在药物中毒中非常有用，但其对每种药物的确切时机和效果仍有待更好地确定。

2.3.6 ECMO 与深低温

基于好几个病例报告和一个 32 例患者的队列研究中，15 例幸存者具有良好的长期神经学结果，PVA ECMO 已成为深低温（<28℃）合并心搏骤停患者复温的参考技术[15，18，19]。在该队列研究中，患者被发现时平均温度为 21.8℃，从发现到使用 ECMO 支持平均时间为 141 分钟，ECMO 可以实现最快速的复温，并确保患者立即获得足够的循环支持。因为身体中心部位比身体外周部分先复温，所以 ECMO 还可以防止复温期间由于外周血管扩张而引起的休克。由于低温大大增加了大脑的缺血耐受性，临床医生采取了许多努力来复苏那些体温过低的患者，其普遍的想法是“人没有死，直到温暖和死亡”。然而，深低温相关的心搏骤停患者死亡率仍很高，即使使用 ECMO 辅助的患者死亡率仍为 30%～80%[20-23]。主要问题是确定缺氧和低温哪一个先发生，低温前的窒息往往存活率极低（0～6%），幸存者神经系统结局差[20-22]。相反，在心搏骤停之前冷却的患者使用 ECMO 辅助存活率相当高（60%～100%），长期神经系统结局也很令人满意[19，20，22]。意外低温的主要原因是雪崩、溺水、药物中毒和暴露于冷空气，雪崩、事故和溺水常常发生窒息，且在药物中毒和暴露时窒息较为少见，在临床上通常仍难以确定这些事件的确切顺序。

2.3.7 ECMO 与严重肺栓塞

ECMO 成功用于好几例危及生命的肺栓塞案例的挽救性治疗已被报道[24，25]，甚至心搏骤停患者[26]。该技术在肺栓塞中看起来很有前景，因为 ECMO 可以立即支持右心室和肺，而治疗由右心室衰竭引起的严重心源性休克。需要进一步研究严重肺栓塞（特别是溶栓治疗）时 ECMO 置入的准确位置。该领域的另一个主要挑战是确定对接受 ECMO 治疗的患者是否必须进行辅助治疗。有人认为导管引导下的血栓清除术或外科血栓清除术可以使功能紊乱的右心室更快恢复[26，27]。而有人提出，一旦置入 ECMO，就提供一定的时间可以让血栓自然溶解，在一些患者身上证实确实如此[24，28，29]。未来的研究将更好地帮助我们确定这些不同策略的短期和长期效果。

2.3.8 ECMO 与脓毒性休克

为难治性脓毒性休克的成人患者使用机械循环辅助仍有争议。已证实 ECMO 作为挽救治疗用于难治性脓毒性休克的儿童具有很好的效果[30-32]。在中国台湾省进行的 52 例患者的队列研究中，大多数成人患者表现为难治性血管麻痹而心输出量尚可，ECMO 的辅助治疗对于血流动力学基本无效[33]。然而，细菌性脓毒性性休克也可能发生严重的心功能障碍。最近我们评估了 VA-ECMO 作为挽救性治疗用于细菌性脓毒性休克导致难治性心血管功能衰竭的患者的效果，收集 2008 年 1 月至 2011 年 9 月期间 14 例患者，平均年龄 45 岁，在休克后平均 24 小时置入 VA-ECMO，在 ECMO 置入时均表现严重的心功能障碍[34]，左心射血分数中位数为 16%（范围 10%～30%），心脏指数中位数为 1.3L/(min•m^2)（0.7～2.2），全身阻力血管指数中位数为 3 162（2 047～7 685），所有患者均接受大剂量的儿茶酚胺治疗，并有多器官衰竭的征象：pH 中位数为 7.16（6.68～7.39）、血乳酸中位数为 9（2～17）mmol/L、PaO_2/FiO_2 中位数为 87（28～364）、简化急性生理学评分中位数为 84（75～106）和脓毒症相关器官衰竭评估评分中位数为 18（8～21）。12 例患者（86%）在 5.5（2～12）天的 ECMO 支持后可以撤机，10 例患者（71%）出院回家，并在随访期间存活，随访时间中位数为 13 个月（3～43）。10 例幸存者左心功能均正常，生活质量很好。因此，VA-ECMO 可能对于严重脓毒性休克伴难治性心衰和血流动力学衰竭的成人患者是一种有价值的治疗选择，但这需要在未来更大的队列研究中得到证实。

2.3.9 ECMO 与难治性心搏骤停

除了意外低温和药物中毒推荐使用 ECMO 支持外[15，19，35]，ECMO 用于其他情况下的心搏骤停中有争议。

有好几个队列研究报道了 ECMO 用于难治性心搏骤停，包含 42 例到 135 例患者，90% 以上的患者都能成功置入 ECMO，绝大多数是在急诊室和导管室，在院内和院外心搏骤停 ECMO 效果差异很大。

院内难治性心搏骤停患者存活率为 34%～58%，长期神经系统预后良好的（脑功能分类（CPC）评分 1～2）存活率为 24%～38%。在一些研究中，这种情况下置入 ECMO 的患者均高龄，平均年龄在 65 岁左右，在 ECMO 置入前心肺复苏相对长（CPR）时间（40～60 分钟），不可除颤的初始心律发生率高达 50%[36-41]。存活率与 ECMO 置入前的 CPR 持续时间直接相关，60 分钟后存活率从 30% 降至 17%[37]。172 例心肺复苏持续时间大于 10 分钟的院内心脏骤停患者中，59 例患者置入了 ECMO，ECMO 与 1 年死亡率的降低有很强的相关性（log rank P=0.007）。在对每组 46 例患者根据潜在混杂因素（年龄、合并症、心肺复苏持续时间等）进行匹配后，ECMO 组的死亡率从 82.6% 降至 67%[37]。

院外心搏骤停结局更为模棱两可。一个日本进行的队列研究中，观察了 162 例有目击者的院外心搏骤停患者，心肺复苏持续时间大于 20 分钟，其中 53 例患者接受了 ECMO，ECMO 组较标准治疗组 3 个月神经功能良好的存活率显著改善，但仍很低，为 15% 比 2.8%。接受 ECMO 治疗患者的平均无流量和低流量时间分别为 2（0～8）分钟和 49（41～59）分钟[39]。在另一组 51 例的队列研究中，患者平均无流量和低流量时间分别是 3（1～7）分钟和 120（102～149）分钟，结局相对令人失望，只有两例患者（4%）在 28 天存活并神经系统预后良好，90% 的患者在 48 小时内死于多器官衰竭和大出血[42]。ECMO 置入前患者无流量时间 >5 分钟且 $ETCO_2$<10mmHg，患者死亡率为 100%。然而两例幸存者的低流量时间都较长（>100 分钟），因此低流量时间并不能预测存活。

目前美国心脏协会不建议在 CPR 期间常规置入 ECMO，但是以下情况可以考虑 ECMO：(a) ECMO 容易获得；(b) 无血流时间很短；(c) 心搏骤停是可逆的（推荐级别ⅡB，证据级别 C）[15]。法国重症监护医学协会（French Society of Intensive Care Medicine，SRLF）提出了一种算法，其中无流量时间 <5 分钟和 $ETCO_2$ >10mmHg 是决定是否使用 ECMO 的关键因素[43]。综上所述，对于院内难治性心搏骤停患者，选择总体状况良好、低流量时间不长且心衰原因可逆者置入 ECMO 是合理的。ECMO 用于院外难治性心搏骤停至今仍受到更多质疑，应限制在高度选择性的、年轻的、几乎没有合并症的、无流量时间 <5 分钟和 $ETCO_2$>10mmHg 的患者。

除了这些限制之外，需要评估潜在的 MaastrichtⅡ型器官捐献者，这也是 ECMO 技术的重要作用。

2.4 结论

ECMO 已成为难治性循环衰竭的标准一线治疗方法。得益于移动式 ECMO 单元，即使在偏远地区，也能在床边迅速提供循环支持和肺支持，而且花费合理。迄今为止，在各种难治性循环衰竭病例中，经 ECMO 辅助挽救治疗成功的患者生存质量较高。然而，不同病因置入 ECMO 的结局差异很大：心肌炎、原发性移植物功能障碍、与脓毒性休克相关的难治性心肌功能障碍、低体温和药物中毒等患者使用 ECMO 后心肌迅速恢复并且生存率高（70% 以上）；心肌梗死、扩张型心肌病和心脏术后难治性心源性休克等患者使用 ECMO 后存活率中等（40%～50%），这些情况下患者不太可能撤离 ECMO，部分患者必须使用更高级级别的医疗资源（如长期的左心室辅助装置或心脏移植）。最后，ECMO 用于院外心搏骤停和溺水患者结局令人失望，存活率在 0～15% 之间。将来需要对这些病理情况进一步研究，以便更好地选择患者，避免徒劳的努力和降低相关的成本。因为几乎所有队列研究都显示置入 ECMO 的时间越短，患者存活的机会就越大，所以该领域另一个重要进展将是更好地确定每种情况下 ECMO 运转的最佳时间。

参考文献

1. Werdan K, Gielen S, Ebelt H, Hochman JS. Mechanical circulatory support in cardiogenic shock. Eur Heart J. 2013;35:156–67.
2. Beurtheret S, Mordant P, Paoletti X, Marijon E, Celermajer DS, et al. Emergency circulatory support in refractory cardiogenic shock patients in remote institutions: a pilot study (the cardiac-RESCUE program). Eur Heart J. 2013;34:112–20.
3. Combes A, Leprince P, Luyt CE, Bonnet N, Trouillet JL, et al. Outcomes and long-term quality-of-life of patients supported by extracorporeal membrane oxygenation for refractory cardiogenic shock. Crit Care Med. 2008;36:1404–11.
4. Paden ML, Conrad SA, Rycus PT, Thiagarajan RR. Extracorporeal life support organization registry report 2012. ASAIO J. 2013;59:202–10.
5. Sheu JJ, Tsai TH, Lee FY, Fang HY, Sun CK, et al. Early extracorporeal membrane oxygenator-assisted primary percutaneous coronary intervention improved 30-day clinical outcomes in patients with ST-segment elevation myocardial infarction complicated with profound cardiogenic shock. Crit Care Med. 2010;38:1810–7.
6. Schmidt M, Burrell A, Roberts L, Bailey M, Sheldrake J, et al. Predicting survival after ECMO for refractory cardiogenic shock: the survival after veno-arterial-ECMO (SAVE)-score. Eur Heart J. 2015;36:2246–56.
7. Tsao NW, Shih CM, Yeh JS, Kao YT, Hsieh MH, et al. Extracorporeal membrane oxygenation-assisted primary percutaneous coronary intervention may improve survival of patients with acute myocardial infarction complicated by profound cardiogenic shock. J Crit Care. 2012;27:530. , e531-511
8. Demondion P, Fournel L, Golmard JL, Niculescu M, Pavie A, et al. Predictors of 30-day mortality and outcome in cases of myocardial infarction with cardiogenic shock treated by extracorporeal life support. Eur J Cardiothorac Surg. 2014;45:47–54.

9. Bakhtiary F, Keller H, Dogan S, Dzemali O, Oezaslan F, et al. Venoarterial extracorporeal membrane oxygenation for treatment of cardiogenic shock: clinical experiences in 45 adult patients. J Thorac Cardiovasc Surg. 2008;135:382–8.
10. Hsu PS, Chen JL, Hong GJ, Tsai YT, Lin CY, et al. Extracorporeal membrane oxygenation for refractory cardiogenic shock after cardiac surgery: predictors of early mortality and outcome from 51 adult patients. Eur J Cardiothorac Surg. 2010;37:328–33.
11. D'Alessandro C, Golmard JL, Barreda E, Laali M, Makris R, et al. Predictive risk factors for primary graft failure requiring temporary extra-corporeal membrane oxygenation support after cardiac transplantation in adults. Eur J Cardiothorac Surg. 2011;40:962–9.
12. Kittleson MM, Patel JK, Moriguchi JD, Kawano M, Davis S, et al. Heart transplant recipients supported with extracorporeal membrane oxygenation: outcomes from a single-center experience. J Heart Lung Transplant. 2011;30:1250–6.
13. Mirabel M, Luyt CE, Leprince P, Trouillet JL, Leger P, et al. Outcomes, long-term quality of life, and psychologic assessment of fulminant myocarditis patients rescued by mechanical circulatory support. Crit Care Med. 2011;39:1029–35.
14. Hsu KH, Chi NH, Yu HY, Wang CH, Huang SC, et al. Extracorporeal membranous oxygenation support for acute fulminant myocarditis: analysis of a single center's experience. Eur J Cardiothorac Surg. 2011;40:682–8.
15. Cave DM, Gazmuri RJ, Otto CW, Nadkarni VM, Cheng A, et al. Part 7: CPR techniques and devices: 2010 American Heart Association guidelines for cardiopulmonary resuscitation and emergency cardiovascular care. Circulation. 2010;122:S720–8.
16. Baud FJ, Megarbane B, Deye N, Leprince P. Clinical review: aggressive management and extracorporeal support for drug-induced cardiotoxicity. Crit Care. 2007;11:207.
17. Masson R, Colas V, Parienti JJ, Lehoux P, Massetti M, et al. A comparison of survival with and without extracorporeal life support treatment for severe poisoning due to drug intoxication. Resuscitation. 2012;83:1413–7.
18. Larach MG. Accidental hypothermia. Lancet. 1995;345:493–8.
19. Walpoth BH, Walpoth-Aslan BN, Mattle HP, Radanov BP, Schroth G, et al. Outcome of survivors of accidental deep hypothermia and circulatory arrest treated with extracorporeal blood warming. N Engl J Med. 1997;337:1500–5.
20. Farstad M, Andersen KS, Koller ME, Grong K, Segadal L, et al. Rewarming from accidental hypothermia by extracorporeal circulation. A retrospective study. Eur J Cardiothorac Surg. 2001;20:58–64.
21. Mair P, Kornberger E, Furtwaengler W, Balogh D, Antretter H. Prognostic markers in patients with severe accidental hypothermia and cardiocirculatory arrest. Resuscitation. 1994;27:47–54.
22. Schaller MD, Fischer AP, Perret CH. Hyperkalemia. A prognostic factor during acute severe hypothermia. JAMA. 1990;264:1842–5.
23. Silfvast T, Pettila V. Outcome from severe accidental hypothermia in Southern Finland – a 10-year review. Resuscitation. 2003;59:285–90.
24. Omar HR, Miller J, Mangar D, Camporesi EM. Experience with extracorporeal membrane oxygenation in massive and submassive pulmonary embolism in a tertiary care center. Am J Emerg Med. 2013;31:1616–7.
25. Malekan R, Saunders PC, Yu CJ, Brown KA, Gass AL, et al. Peripheral extracorporeal membrane oxygenation: comprehensive therapy for high-risk massive pulmonary embolism. Ann Thorac Surg. 2012;94:104–8.
26. Hsieh PC, Wang SS, Ko WJ, Han YY, Chu SH. Successful resuscitation of acute massive pulmonary embolism with extracorporeal membrane oxygenation and open embolectomy. Ann Thorac Surg. 2001;72:266–7.
27. Deehring R, Kiss AB, Garrett A, Hillier AG. Extracorporeal membrane oxygenation as a bridge to surgical embolectomy in acute fulminant pulmonary embolism. Am J Emerg Med. 2006;24:879–80.
28. Davies MJ, Arsiwala SS, Moore HM, Kerr S, Sosnowski AW, et al. Extracorporeal membrane oxygenation for the treatment of massive pulmonary embolism. Ann Thorac Surg. 1995;60:1801–3.
29. Maggio P, Hemmila M, Haft J, Bartlett R. Extracorporeal life support for massive pulmonary embolism. J Trauma. 2007;62:570–6.
30. Bartlett RH. Extracorporeal support for septic shock. Pediatr Crit Care Med. 2007;8:498–9.
31. Maclaren G, Butt W, Best D, Donath S, Taylor A. Extracorporeal membrane oxygenation for refractory septic shock in children: one institution's experience. Pediatr Crit Care Med. 2007;8:447–51.
32. MacLaren G, Butt W, Best D, Donath S. Central extracorporeal membrane oxygenation for

refractory pediatric septic shock. Pediatr Crit Care Med. 2011;12:133–6.
33. Huang CT, Tsai YJ, Tsai PR, Ko WJ. Extracorporeal membrane oxygenation resuscitation in adult patients with refractory septic shock. J Thorac Cardiovasc Surg. 2013;146(5):1041–6.
34. Brechot N, Luyt CE, Schmidt M, Leprince P, Trouillet JL, et al. Venoarterial extracorporeal membrane oxygenation support for refractory cardiovascular dysfunction during severe bacterial septic shock. Crit Care Med. 2013;41:1616–26.
35. Daubin C, Lehoux P, Ivascau C, Tasle M, Bousta M, et al. Extracorporeal life support in severe drug intoxication: a retrospective cohort study of seventeen cases. Crit Care. 2009;13:R138.
36. Avalli L, Maggioni E, Formica F, Redaelli G, Migliari M, et al. Favourable survival of in-hospital compared to out-of-hospital refractory cardiac arrest patients treated with extracorporeal membrane oxygenation: an Italian tertiary care centre experience. Resuscitation. 2012;83:579–83.
37. Chen YS, Yu HY, Huang SC, Lin JW, Chi NH, et al. Extracorporeal membrane oxygenation support can extend the duration of cardiopulmonary resuscitation. Crit Care Med. 2008;36:2529–35.
38. Kagawa E, Inoue I, Kawagoe T, Ishihara M, Shimatani Y, et al. Assessment of outcomes and differences between in- and out-of-hospital cardiac arrest patients treated with cardiopulmonary resuscitation using extracorporeal life support. Resuscitation. 2010;81:968–73.
39. Maekawa K, Tanno K, Hase M, Mori K, Asai Y. Extracorporeal cardiopulmonary resuscitation for patients with out-of-hospital cardiac arrest of cardiac origin: a propensity-matched study and predictor analysis. Crit Care Med. 2013;41:1186–96.
40. Shin TG, Choi JH, Jo IJ, Sim MS, Song HG, et al. Extracorporeal cardiopulmonary resuscitation in patients with inhospital cardiac arrest: a comparison with conventional cardiopulmonary resuscitation. Crit Care Med. 2011;39:1–7.
41. Kagawa E, Dote K, Kato M, Sasaki S, Nakano Y, et al. Should we emergently revascularize occluded coronaries for cardiac arrest?: rapid-response extracorporeal membrane oxygenation and intra-arrest percutaneous coronary intervention. Circulation. 2012;126:1605–13.
42. Le Guen M, Nicolas-Robin A, Carreira S, Raux M, Leprince P, et al. Extracorporeal life support following out-of-hospital refractory cardiac arrest. Crit Care. 2011;15:R29.
43. Guidelines for indications for the use of extracorporeal life support in refractory cardiac arrest. French Ministry of Health. Ann Fr Anesth Reanim. 2009;28:182–90.

第3章

静脉-静脉ECMO治疗严重急性呼吸窘迫综合征的适应证及病理生理学

Matthieu Schmidt

3.1 引言

机械通气依然是急性呼吸衰竭(acute respiratory failure，ARF)患者呼吸支持治疗的基石，然而机械通气时高气道压和大潮气量会加重肺损伤[1]。尽管使用传统的抢救性疗法，严重的气体交换异常仍会威胁严重急性呼吸窘迫综合征患者的生命[2，3]。40多年前为了挽救这些垂死患者，开发出来了静脉-静脉体外膜肺氧合(veno-venous extracorporeal membrane oxygenation，VV-ECMO)技术[4，5]。ECMO期间允许实施更低容量和压力的"超级保护性"机械通气，从而增强肺保护并改善ECMO的临床结局[6，7]。在甲型流感(H1N1)大流行期间由于ECMO在常规机械通气失败的最严重的ARDS患者中的成功应用[8-10]，以及CESAR随机对照试验[11]得出ECMO阳性结果，近年来VV-ECMO数量在急剧增加。

3.2 工作原理

3.2.1 设备装置

近年来，随着技术的重大进步，最新的ECMO装置采用聚甲基戊烯中空纤维膜肺和Mendler设计的离心泵，具备更低的血液阻力、更少的预充容积、更高效的气体交换性能，并使用更多的生物相容性材料。体外系统由聚氯乙烯管道、一个膜式氧合器和一个离心泵组成。空氧混合器用于对膜式氧合器(2～14L/min)进行通气。VV-ECMO通过高血流量(4～6L/min)和大型号(20～30Fr)套管[12-15]对体外静脉血进行充分的氧合并排除二氧化碳。导管经右股静脉置入右心房或下腔静脉以引流出血液，通过右颈内静脉返回上腔静脉(股静脉-颈静脉置管)，或通过左股静脉导管将血液回流至右心房(股静脉-股静脉置管)。在置管过程中，建议采用经胸或经食管超声来指导穿刺和置管。

3.2.2 VV-ECMO氧合的决定因素

氧供(determinants of oxygen delivery，DO_2)对维持器官功能至关重要，它的主要决定因素包括血红蛋白浓度、SaO_2和心指数[16]。当DO_2低于阈值时，组织氧耗依随DO_2变化而变化，从而导致无氧代谢的激活，乳酸的堆积。为预防组织缺氧的发生，推荐机械通气的 ARDS 患者采用高呼气末正压（positive end-expiratory pressure，PEEP）和高 FIO_2 的通气方式，维持 SaO_2≥88%[17，18]。当出现顽固性低氧血症时，VV-ECMO 可作为一种合理的治疗手段[8，9，11，19，20]。此时，血液氧合能力可能完全取决于 ECMO 氧供能力。而决定 ECMO 氧供能力的因素包括：ECMO 管路中的血氧饱和度、血红蛋白浓度、ECMO 管路中的血流和 ECMO 本身的氧供特性。而 ECMO 本身的氧供特性与膜面积和氧气的弥散率有关。理论上，当 ECMO 流量大于 6L/min 时，氧交换速度大于 400ml/min，此时管路中血液的氧饱和度为 70%，血红蛋白浓度为 15g/dl[21]。然而，由于 VV-ECMO 的流入和流出导管均位于静脉系统内，血液存在再循环的可能性，也就是说，一部分回输血液再次进入 ECMO 回路，而不是通过右心进行循环，从而导致氧合效率显著降低[22]。为了减少血液的再循环，可以对 ECMO 环路进行适当的调整[19，20]。在股静脉 - 股静脉置管模式下，引流导管位于下腔静脉（IVC），回流导管置入右心房（图 3.1a）。然而，由于血液引流不足，50% 在澳新重症监护室接受股静脉 - 股静脉模式 ECMO 治疗的由 H1N1 导致的 ARDS 患者需要置入第二根（颈静脉）引流导管[8]。另外一种方法是通过右颈静脉置入单根双腔导管（Avalon Elite®）并定位于 IVC 和 SVC，通过其中一个管腔将血液从上下腔静脉引出，待血液完成氧合后通过另一管腔将血液回输至右心房[23]（图 3.1b）。这种装置可以减少血液的再循环，但是需要一名经验丰富、技术熟练的操作人员，而且需要胸透或者经食管超声（TEE）引导定位。另外，在回输端和流出端具有足够距离的前提下，股静脉 - 颈静脉模式 ECMO（VV-ECMO）也能实现最小化的血液再循环。为达目的，两个端口之间的平均距离不能小于 12cm（采用胸部 X 线测量所得）。有研究表明，与颈静脉 - 股静脉置管模式（颈静脉引流股静脉回流）相比，股静脉 - 颈静脉（股静脉引流颈静脉回流）模式拥有更大的 ECMO 流量、更高的肺动脉混合静脉血氧饱和度，而且维持等效混合静脉血氧饱和度所需的流量相对较小[24]。

最新研究表明，除了 ECMO 置管模式外，ECMO 环路内的血流量是改善氧合器中的血液携氧量和增加组织氧供的主要决定因素。当 ECMO 流量大于 60% 的全身血流量时，可为组织提供足够的氧合[25]。根据患者体型、心输出量、耗氧量和肺内分流等情况的不同，在保证肺安全有效通气的前提下，通常 4～7L/min 的环路循环血流量就能实现动脉血氧饱和度大于 88%～90%。因此，应首选大尺寸（24～30Fr）和多孔导管通过适当的负压以获得更大引流量。而且，如果小尺寸导管内采用高血流量，离心泵产生的吸力会使引流导管管路过度塌陷和空化，从而导致大量血管内溶血[19，20]。在体研究表明，难治性低氧血症患者因其自身肺换气功能几乎完全丧失而采用 VV-ECMO 治疗时，动脉氧合的决定因素为 ECMO 环路血流量和 FiO_{2ECMO}。特别是使用股静脉 - 颈静脉置管模式 ECMO 时，当 ECMO 环路内血流量大于 60% 的全身血流量时，动脉血饱和度通常维持在 >90% 的水平。

另一个重要的参数是血红蛋白浓度，可以通过对它的调控来改善组织氧供和最大限度地提高体外循环效率[16]（表 3.1）。体外生命支持组织（Extracorporeal Life Support Organizatio，ELSO）的指南和 CESAR 试验的研究者建议，对接受 ECMO 支持治疗的患者，需要使红细胞比容维持在正常范围（40%～45%），而且血红蛋白浓度应当维持在 14g/dl [11，26]。然而，危重患者（特别是弥漫性肺泡损伤患者）可能更容易发生输血相关性急性肺损伤[27-29]。因此，大多数 ECMO 患者需要限制性输注，将红细胞输注阈值设置为 7～8g/dl。Schmidt 等人证明尽管平均血红蛋白浓度和 DO_2 分别为 8.0g/dl 和 679mL/min，但每个患者都有足够的

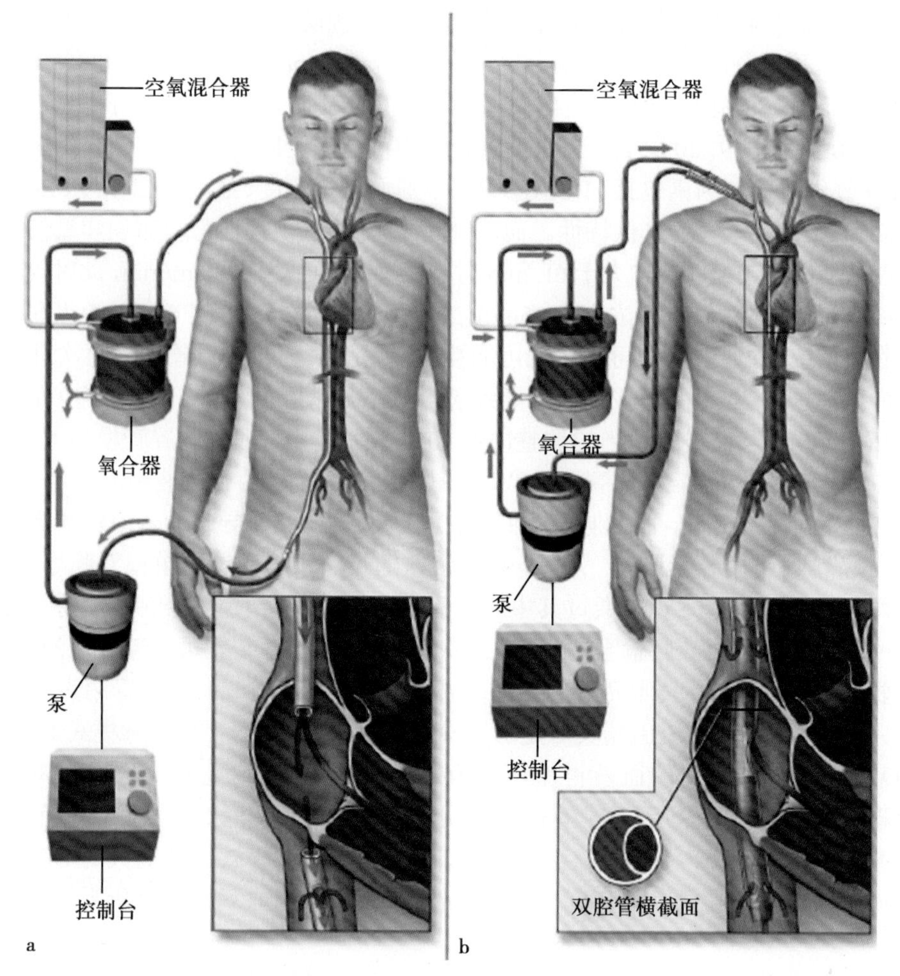

图 3.1　VV-ECMO 的单点和两点插管[经许可[13](du NEJM)]。(a)两点 VV-ECMO 插管;(b)单点 VV-ECMO 插管

SaO_2，而且并未观察到 VO_2/DO_2 不匹配的迹象[25]。最后，输注血制品会增加血容量，这也可能使 ARDS 的进程恶化，因为一项研究指出对急性肺损伤患者使用自由液体管理策略时，其肺功能改善较慢，需机械通气的时间较长[30]。

表 3.1　ECMO 氧合和清除 CO_2 的主要决定因素

VV-ECMO 氧合的决定因素
1. 膜式氧合器的固有性能(尺寸、微纤维类型等)
2. ECMO 环路流量
3. ECMO 引流导管中的血氧饱和度(再循环)
4. 血红蛋白浓度
5. 膜上的 FmO_2
VV-ECMO 清除 CO_2 的决定因素
1. 膜的大小
2. $PaCO_2$ 水平
3. 清扫气体流量

3.2.3　VV-ECMO 清除 CO_2 的决定因素

血中 CO_2 水平的决定因素是膜肺的气体流速，然而当 ECMO 血流量降至 <2.5L/min、$FiO_{2\ ECMO}$ 降至 40% 时，$PaCO_2$ 不受膜肺的清扫气体流速影响。

当使用 Quadrox® 氧合器时，二氧化碳交换率也取决于 ECMO 流量，当 ECMO 流量大于 6L/min 时，其最大交换率大于 300mL/min。然而，由于二氧化碳的弥散速度是氧气的 20 倍，因此即使在采取低流量 ECMO 的情况下，二氧化碳也可以通过膜肺进行弥散[25]。最近的数据表明，即使当 ECMO 血流量 <2.5L/min 时，CO_2 也能弥散而保持 $PaCO_2$ 不变。因此，依此特性发明了低流量体外二氧化碳去除装置，这种装置可以在血流量仅有 450mL/min 的情况下去除血中超过 70% 的二氧化碳[31，32]。此时 ECMO 去除二氧化碳的主要决定因素是通过氧合器的气体流量[25]。

3.3　严重 ARDS 使用 VV-ECMO 的主要指征

适应证：①潜在可逆性呼吸衰竭和可能需要辅助治疗（如 NO、俯卧位等）的患者尽管采取最优化的机械通气（潮气量设定为 6ml/kg，PEEP≥10cmH_2O）超过 6 小时，但仍然表现严重低氧血症（PaO_2/FiO_2<80mmHg）；②尽管接受标准的机械通气管理，患者出现无法纠正的高碳酸血症（pH<7.15）；③过高的吸气末平台压（>32cmH_2O）。然而，在 CESAR 试验、正在进行的 EOLIA 试验和 ELSO 等不同临床研究和指南中，PaO_2/FiO_2 值、pH 或压力峰值可能存在很大差异。

相对禁忌证包括：机械通气超过 7 天；血管通路受限；任何限制 ECMO 整体获益的条件或器官功能障碍，如存活时间少于 5 年的恶性肿瘤患者，濒死患者，或具有不可逆神经病理变化决定限制治疗措施的患者。虽然几篇综述或指南提到抗凝治疗的禁忌证，但是一些出版物强调在使用新的肝素涂层管路时，VV-ECMO 期间可以安全地停用抗凝治疗数天或数周。

3.4　VV-ECMO 治疗 ARDS 的新进展

英国在 2001-2006 年间进行了一项名为 CESAR 随机对照试验，随机分配到对照组的患者在指定治疗中心进行常规治疗，而随机分配到实验组的患者转移到英国中部莱斯特 Glenfeld 一家具有 ECMO 救治能力的中心（Glenfield，Leicester）[6]。90 名接受 ECMO 治疗的患者 6 个月死亡率或严重残疾率为 37%，而对照组为 53%（P=0.03）。但是，该试验所取得的结果仍有商榷之处：第一，22 名随机分配到 ECMO 组的患者没有接受 ECMO 治疗（在转运前或转运过程中死亡；在转诊中心接受常规治疗后好转或有肝素禁忌证）；第二，对照组没有标准化的肺保护性机械通气方案，而 ECMO 组保护性机械通气时间明显高于对照组；第三，在 ECMO 组有更多的患者接受皮质类固醇治疗。最近的一系列研究表明，ECMO 技术的进步使患者受益，包括离心泵、聚甲基戊烯膜氧合器和具有生物相容性的管道。过去 15 年间的研究显示，超过 30 例以上 ECMO 患者的临床研究显示死亡率介于 36%～56% 之间（表 3.1）。同时，在一些研究中 ECMO 是由 ECMO 机动救援小组提供的。例如，1997 年至 2011 年在丹麦中心接受治疗的 124 名患者存活率为 71%[33]，其中 85% 的患者在转移到转诊医院之前由ECMO机动救援团队提供ECMO治疗。同样，在一个176名患者的雷根斯堡（德意志联邦共和国东南部城市）队列研究中，59名患者由ECMO机动救援团队在另一家医院完成ECMO上机[34]。另外在2008年至2012年期间一个由140名患者组成的多中心法国队列研究中，68%的患者通过ECMO机动救援团队获得治疗，其预后与在医院接受VV-ECMO治疗的患者并无明显差异[35]。当然，ECMO支持也可能导致严重的危及生命的并发症，如出血、感染、血管内溶血、血小板减少或消耗性凝血功能障碍[35-39]。

来自11个国家的16项研究报告总结ECMO治疗H1N1相关ARDS的治疗经验，同时指出ECMO治疗H1N1相关ARDS的死亡率为14%～64%[8-10，35，40-50]。澳大利亚和新西兰合作小组（Australia and New Zealand collaborative group，ANZICS）第一个报告其经验[8]。尽管刚开始使用ECMO时病情极为严重（PaO_2/FiO_2平均值为56mmHg，PEEP平均值为18cmH_2O，肺损伤评分平均值为3.8），68名使用ECMO治疗的患者中只有25%死亡。英国协作队列研究发现[9]，在80名转移到英国ECMO诊疗中心的患者中69名接受了ECMO治疗，死亡率为27.5%。一项倾向匹配分析显示，和其他ARDS患者相比，ECMO治疗的ARDS患者具有更高的生存率。另外一项法国倾向性匹配分析显示接受传统治疗的患者的死亡率与在法国ICU REVA网络上注册的ECMO患者的死亡率相当。但是，其中只有50%的ECMO治疗患者与对照组ARDS患者成功匹配，而不匹配的ECMO患者更年轻，呼吸衰竭更严重，死亡率更低[10]。需要注意的是，ECMO患者较高的平台压与死亡率独立相关，这首次表明ECMO上机后，将平台压降低至约25cm H_2O的超保护通气策略可能改善预后。最后，意大利ECMO-NET协作小组从其14个ECMO中心的49名确认感染H1N1并采取ECMO治疗的患者研究发现其死亡率为29%[51]，而在ECMO支持之前机械通气少于7天的患者死亡率更低。

3.5 死亡危险因素和生存预测模型

使用ECMO后急性呼吸衰竭患者不良预后的相关因素包括：年龄较大[34-36，52-55]，在ECMO支持之前机械通气的时间较长[35，36，52，53，55]，严重多器官衰竭[34-36，52-55]，ECMO支持前呼吸系统顺应性较低[55]，以及免疫抑制[35，55，56]。最近开发的生存预测模型可帮助临床医生评估ECMO对于患者预后的益处，以便选择出恰当的ECMO治疗患者[35，54-57]。例如，一个涉及2 355名患者的全球多中心研究发现，由12个简单的ECMO使用前参数组成的RESP评分[55]，能够作为急性呼吸衰竭患者使用ECMO后的生存率预测的一个可靠工具。RESP评分分为5个等级[Ⅰ（≥6）、Ⅱ（3～5）、Ⅲ（-1～2）、Ⅳ（-5～-2）和Ⅴ（≤-6）]对应的累计预测医院存活率分别是92%、76%、57%、33%和18%。

3.6 结论

技术的进步提高了ARDS患者使用ECMO的安全性和简易性。此外，ECMO机动救援团队让相对更多的患者拥有接受ECMO治疗的机会。文献表明，在难治性和严重性ARDS患者中早期使用VV-ECMO可显著降低肺泡内压力和减少肺泡容积，尽可能减少机械通气引起的肺损伤。然而，仍然缺乏强有力的证据证明ECMO的益处和上机的最佳时机。

因此，在广泛推广这项有前景的技术之前，需要更多的多中心随机试验（如 EOLIA 试验）结果。

参考文献

1. Dreyfuss D, Soler P, Basset G, Saumon G. High inflation pressure pulmonary edema. Respective effects of high airway pressure, high tidal volume, and positive end-expiratory pressure. Am Rev Respir Dis. 1988;137(5):1159–64.
2. Guerin C, Reignier J, Richard JC, Beuret P, Gacouin A, Boulain T, et al. Prone positioning in severe acute respiratory distress syndrome. N Engl J Med. 2013;368(23):2159–68.
3. Papazian L, Forel JM, Gacouin A, Penot-Ragon C, Perrin G, Loundou A, et al. Neuromuscular blockers in early acute respiratory distress syndrome. N Engl J Med. 2010;363(12):1107–16.
4. Hill JD, O'Brien TG, Murray JJ, Dontigny L, Bramson ML, Osborn JJ, et al. Prolonged extracorporeal oxygenation for acute post-traumatic respiratory failure (shock-lung syndrome). Use of the Bramson membrane lung. N Engl J Med. 1972;286(12):629–34.
5. Kolobow T, Zapol W, Pierce JE, Keeley AF, Replogle RL, Haller A. Partial extracorporeal gas exchange in alert newborn lambs with a membrane artificial lung perfused via an A-V shunt for periods up to 96 hours. Trans Am Soc Artif Intern Organs. 1968;14:328–34.
6. Zapol WM, Snider MT, Hill JD, Fallat RJ, Bartlett RH, Edmunds LH, et al. Extracorporeal membrane oxygenation in severe acute respiratory failure. A randomized prospective study. JAMA. 1979;242(20):2193–6.
7. Morris AH, Wallace CJ, Menlove RL, Clemmer TP, Orme Jr JF, Weaver LK, et al. Randomized clinical trial of pressure-controlled inverse ratio ventilation and extracorporeal CO2 removal for adult respiratory distress syndrome. Am J Respir Crit Care Med. 1994;149(2 Pt 1):295–305.
8. Davies A, Jones D, Bailey M, Beca J, Bellomo R, Blackwell N, et al. Extracorporeal membrane oxygenation for 2009 influenza A(H1N1) acute respiratory distress syndrome. JAMA. 2009;302(17):1888–95.
9. Noah MA, Peek GJ, Finney SJ, Griffiths MJ, Harrison DA, Grieve R, et al. Referral to an extracorporeal membrane oxygenation center and mortality among patients with severe 2009 influenza A(H1N1). JAMA. 2011;306(15):1659–68.
10. Pham T, Combes A, Roze H, Chevret S, Mercat A, Roch A, et al. Extracorporeal membrane oxygenation for pandemic influenza A(H1N1)-induced acute respiratory distress syndrome: a cohort study and propensity-matched analysis. Am J Respir Crit Care Med. 2013;187(3):276–85.
11. Peek GJ, Mugford M, Tiruvoipati R, Wilson A, Allen E, Thalanany MM, et al. Efficacy and economic assessment of conventional ventilatory support versus extracorporeal membrane oxygenation for severe adult respiratory failure (CESAR): a multicentre randomised controlled trial. Lancet. 2009;374(9698):1351–63.
12. Combes A, Brechot N, Luyt CE, Schmidt M. What is the niche for extracorporeal membrane oxygenation in severe acute respiratory distress syndrome? Curr Opin Crit Care. 2012;18(5):527–32.
13. Brodie D, Bacchetta M. Extracorporeal membrane oxygenation for ARDS in adults. N Engl J Med. 2012;365(20):1905–14.
14. Combes A, Bacchetta M, Brodie D, Muller T, Pellegrino V. Extracorporeal membrane oxygenation for respiratory failure in adults. Curr Opin Crit Care. 2012;18(1):99–104.
15. MacLaren G, Combes A, Bartlett RH. Contemporary extracorporeal membrane oxygenation for adult respiratory failure: life support in the new era. Intensive Care Med. 2012;38(2):210–20.
16. Vincent JL, De Backer D. Oxygen transport-the oxygen delivery controversy. Intensive Care Med. 2004;30(11):1990–6.
17. The. Acute Respiratory Distress Syndrome Network. Ventilation with lower tidal volumes as compared with traditional tidal volumes for acute lung injury and the acute respiratory distress syndrome. N Engl J Med. 2000;342(18):1301–8.
18. Mercat A, Richard JC, Vielle B, Jaber S, Osman D, Diehl JL, et al. Positive end-expiratory pressure setting in adults with acute lung injury and acute respiratory distress syndrome: a randomized controlled trial. JAMA. 2008;299(6):646–55.
19. Combes A, Bacchetta M, Brodie D, Muller T, Pellegrino V. Extracorporeal membrane oxygenation for respiratory failure in adults. Curr Opin Crit Care. 2011;18(1):99–104.

20. Maclaren G, Combes A, Bartlett RH. Contemporary extracorporeal membrane oxygenation for adult respiratory failure: life support in the new era. Intensive Care Med. 2011;38(2):210–20.
21. Jegger D, Tevaearai HT, Mallabiabarrena I, Horisberger J, Seigneul I, von Segesser LK. Comparing oxygen transfer performance between three membrane oxygenators: effect of temperature changes during cardiopulmonary bypass. Artif Organs. 2007;31(4):290–300.
22. Walker JL, Gelfond J, Zarzabal LA, Darling E. Calculating mixed venous saturation during veno-venous extracorporeal membrane oxygenation. Perfusion. 2009;24(5):333–9.
23. Bermudez CA, Rocha RV, Sappington PL, Toyoda Y, Murray HN, Boujoukos AJ. Initial experience with single cannulation for venovenous extracorporeal oxygenation in adults. Ann Thorac Surg. 2010;90(3):991–5.
24. Rich PB, Awad SS, Crotti S, Hirschl RB, Bartlett RH, Schreiner RJ. A prospective comparison of atrio-femoral and femoro-atrial flow in adult venovenous extracorporeal life support. J Thorac Cardiovasc Surg. 1998;116(4):628–32.
25. Schmidt M, Tachon G, Devilliers C, Muller G, Hekimian G, Brechot N, et al. Blood oxygenation and decarboxylation determinants during venovenous ECMO for respiratory failure in adults. Intensive Care Med. 2013;39(5):838–46.
26. ELSO. guidelines. http://www.elsomedumichedu/Guidelineshtml.
27. Vlaar AP, Hofstra JJ, Determann RM, Veelo DP, Paulus F, Kulik W, et al. The incidence, risk factors, and outcome of transfusion-related acute lung injury in a cohort of cardiac surgery patients: a prospective nested case-control study. Blood. 2011;117(16):4218–25.
28. Gong MN, Thompson BT, Williams P, Pothier L, Boyce PD, Christiani DC. Clinical predictors of and mortality in acute respiratory distress syndrome: potential role of red cell transfusion. Crit Care Med. 2005;33(6):1191–8.
29. Gajic O, Rana R, Winters JL, Yilmaz M, Mendez JL, Rickman OB, et al. Transfusion-related acute lung injury in the critically ill: prospective nested case-control study. Am J Respir Crit Care Med. 2007;176(9):886–91.
30. Wiedemann HP, Wheeler AP, Bernard GR, Thompson BT, Hayden D, deBoisblanc B, et al. Comparison of two fluid-management strategies in acute lung injury. N Engl J Med. 2006;354(24):2564–75.
31. Terragni PP, Del Sorbo L, Mascia L, Urbino R, Martin EL, Birocco A, et al. Tidal volume lower than 6 ml/kg enhances lung protection: role of extracorporeal carbon dioxide removal. Anesthesiology. 2009;111(4):826–35.
32. Batchinsky AI, Jordan BS, Regn D, Necsoiu C, Federspiel WJ, Morris MJ, et al. Respiratory dialysis: reduction in dependence on mechanical ventilation by venovenous extracorporeal CO2 removal. Crit Care Med. 2011;39(6):1382–7.
33. Lindskov C, Jensen RH, Sprogoe P, Klaaborg KE, Kirkegaard H, Severinsen IK, et al. Extracorporeal membrane oxygenation in adult patients with severe acute respiratory failure. Acta Anaesthesiol Scand. 2013;57(3):303–11.
34. Schmid C, Philipp A, Hilker M, Rupprecht L, Arlt M, Keyser A, et al. Venovenous extracorporeal membrane oxygenation for acute lung failure in adults. J Heart Lung Transplant. 2012;31(1):9–15.
35. Schmidt M, Zogheib E, Roze H, Repesse X, Lebreton G, Luyt CE, et al. The PRESERVE mortality risk score and analysis of long-term outcomes after extracorporeal membrane oxygenation for severe acute respiratory distress syndrome. Intensive Care Med. 2013;39(10):1704–13.
36. Brogan TV, Thiagarajan RR, Rycus PT, Bartlett RH, Bratton SL. Extracorporeal membrane oxygenation in adults with severe respiratory failure: a multi-center database. Intensive Care Med. 2009;35(12):2105–14.
37. Forrest P, Ratchford J, Burns B, Herkes R, Jackson A, Plunkett B, et al. Retrieval of critically ill adults using extracorporeal membrane oxygenation: an Australian experience. Intensive Care Med. 2011;37(5):824–30.
38. Muller T, Philipp A, Luchner A, Karagiannidis C, Bein T, Hilker M, et al. A new miniaturized system for extracorporeal membrane oxygenation in adult respiratory failure. Crit Care. 2009;13(6):R205.
39. Schmidt M, Brechot N, Hariri S, Guiguet M, Luyt CE, Makri R, et al. Nosocomial infections in adult cardiogenic shock patients supported by venoarterial extracorporeal membrane oxygenation. Clin Infect Dis. 2012;55(12):1633–41.
40. Chan KK, Lee KL, Lam PK, Law KI, Joynt GM, Yan WW. Hong Kong's experience on the use of extracorporeal membrane oxygenation for the treatment of influenza A (H1N1). Hong Kong Med J Hong Kong Acad Med. 2010;16(6):447–54.
41. D'Ancona G, Capitanio G, Chiaramonte G, Serretta R, Turrisi M, Pilato M, et al. Extracorporeal membrane oxygenator rescue and airborne transportation of patients with influenza A (H1N1)

acute respiratory distress syndrome in a Mediterranean underserved area. Interact Cardiovasc Thorac Surg. 2011;12(6):935–7.

42. Freed DH, Henzler D, White CW, Fowler R, Zarychanski R, Hutchison J, et al. Extracorporeal lung support for patients who had severe respiratory failure secondary to influenza A (H1N1) 2009 infection in Canada. Can J Anaesth. 2010;57(3):240–7.
43. Holzgraefe B, Broome M, Kalzen H, Konrad D, Palmer K, Frenckner B. Extracorporeal membrane oxygenation for pandemic H1N1 2009 respiratory failure. Minerva Anestesiol. 2010;76(12):1043–51.
44. Roch A, Lepaul-Ercole R, Grisoli D, Bessereau J, Brissy O, Castanier M, et al. Extracorporeal membrane oxygenation for severe influenza A (H1N1) acute respiratory distress syndrome: a prospective observational comparative study. Intensive Care Med. 2010;36(11):1899–905.
45. Roncon-Albuquerque Jr R, Basilio C, Figueiredo P, Silva S, Mergulhao P, Alves C, et al. Portable miniaturized extracorporeal membrane oxygenation systems for H1N1-related severe acute respiratory distress syndrome: a case series. J Crit Care. 2012;27(5):454–63.
46. Takeda S, Kotani T, Nakagawa S, Ichiba S, Aokage T, Ochiai R, et al. Extracorporeal membrane oxygenation for 2009 influenza A(H1N1) severe respiratory failure in Japan. J Anesth. 2012;26(5):650–7.
47. Turner DA, Rehder KJ, Peterson-Carmichael SL, Ozment CP, Al-Hegelan MS, Williford WL, et al. Extracorporeal membrane oxygenation for severe refractory respiratory failure secondary to 2009 H1N1 influenza A. Respir Care. 2011;56(7):941–6.
48. Hou X, Guo L, Zhan Q, Jia X, Mi Y, Li B, et al. Extracorporeal membrane oxygenation for critically ill patients with 2009 influenza A (H1N1)-related acute respiratory distress syndrome: preliminary experience from a single center. Artif Organs. 2012;36(9):780–6.
49. Michaels AJ, Hill JG, Bliss D, Sperley BP, Young BP, Quint P, et al. Pandemic flu and the sudden demand for ECMO resources: a mature trauma program can provide surge capacity in acute critical care crises. J Trauma Acute Care Surg. 2013;74(6):1493–7.
50. Bonastre J, Suberviola B, Pozo JC, Guerrero JE, Torres A, Rodriguez A, et al. Extracorporeal lung support in patients with severe respiratory failure secondary to the 2010-2011 winter seasonal outbreak of influenza A (H1N1) in Spain. Med Int. 2012;36(3):193–9.
51. Patroniti N, Zangrillo A, Pappalardo F, Peris A, Cianchi G, Braschi A, et al. The Italian ECMO network experience during the 2009 influenza A(H1N1) pandemic: preparation for severe respiratory emergency outbreaks. Intensive Care Med. 2011;37(9):1447–57.
52. Beiderlinden M, Eikermann M, Boes T, Breitfeld C, Peters J. Treatment of severe acute respiratory distress syndrome: role of extracorporeal gas exchange. Intensive Care Med. 2006;32(10):1627–31.
53. Hemmila MR, Rowe SA, Boules TN, Miskulin J, McGillicuddy JW, Schuerer DJ, et al. Extracorporeal life support for severe acute respiratory distress syndrome in adults. Ann Surg. 2004;240(4):595–605. ; discussion -7
54. Roch A, Hraiech S, Masson E, Grisoli D, Forel JM, Boucekine M, et al. Outcome of acute respiratory distress syndrome patients treated with extracorporeal membrane oxygenation and brought to a referral center. Intensive Care Med. 2014;40(1):74–83.
55. Schmidt M, Bailey M, Sheldrake J, Hodgson C, Aubron C, Rycus PT, et al. Predicting survival after extracorporeal membrane oxygenation for severe acute respiratory failure. The Respiratory Extracorporeal Membrane Oxygenation Survival Prediction (RESP) score. Am J Respir Crit Care Med. 2014;189(11):1374–82.
56. Enger T, Philipp A, Videm V, Lubnow M, Wahba A, Fischer M, et al. Prediction of mortality in adult patients with severe acute lung failure receiving veno-venous extracorporeal membrane oxygenation: a prospective observational study. Crit Care. 2014;18(2):R67.
57. Pappalardo F, Pieri M, Greco T, Patroniti N, Pesenti A, Arcadipane A, et al. Predicting mortality risk in patients undergoing venovenous ECMO for ARDS due to influenza A (H1N1) pneumonia: the ECMOnet score. Intensive Care Med. 2013;39(2):275–81.

acute respiratory distress syndrome in a Mexican tertiary referral area. Interact Cardiovasc Thorac Surg. 2011;12(6):915-7.

42. Freed DH, Henzler D, White CW, Fowler R, Zarychanski R, Hutchison J, et al. Extracorporeal lung support for patients who had severe respiratory failure secondary to influenza A (H1N1) 2009 infection in Canada. Can J Anaesth. 2010;57(3):240-7.

43. Holzgraefe B, Broomé M, Kalzén H, Konrad D, Palmér K, Frenckner B. Extracorporeal membrane oxygenation for pandemic H1N1 2009 respiratory failure. Minerva Anestesiol. 2010;76(12):1043-51.

44. Roch A, Lepaul-Ercole R, Grisoli D, Bessereau J, Brissy O, Castanier M, et al. Extracorporeal membrane oxygenation for severe influenza A (H1N1) acute respiratory distress syndrome: a prospective observational comparative study. Intensive Care Med. 2010;36(11):1899-905.

45. Roncon-Albuquerque R Jr, Basílio C, Figueiredo P, Silva S, Mergulhão P, Alves C, et al. Portable miniaturized extracorporeal membrane oxygenation systems for H1N1-related severe acute respiratory distress syndrome: a case series. J Crit Care. 2012;27(5):454-63.

46. Takeda S, Kotani T, Nakagawa S, Ichiba S, Aokage T, Ochiai R, et al. Extracorporeal membrane oxygenation for 2009 influenza A(H1N1) severe respiratory failure in Japan. J Anesth. 2012;26(5):650-7.

47. Turner DA, Rehder KJ, Peterson-Carmichael SL, Ozment CP, Al-Hegelan MS, Williford WL, et al. Extracorporeal membrane oxygenation for severe refractory respiratory failure secondary to 2009 H1N1 influenza A. Respir Care. 2011;56(7):941-6.

48. Hou X, Guo L, Zhan Q, Jia X, Mi Y, Li B, et al. Extracorporeal membrane oxygenation for critically ill patients with 2009 influenza A (H1N1)-related acute respiratory distress syndrome: preliminary experience from a single center. Artif Organs. 2012;36(9):780-6.

49. Michaels AJ, Hill JG, Long WB, Young BP, Sperley BP, Shanks TR, et al. Pandemic flu and the sudden demand for ECMO resources: a mature trauma program can provide surge capacity in acute critical care crises. J Trauma Acute Care Surg. 2013;74(6):1493-7.

50. Bonastre J, Suberviola B, Pozo JC, Guerrero JE, Torres A, Rodríguez A, et al. Extracorporeal lung support in patients with severe respiratory failure secondary to the 2010-2011 winter seasonal outbreak of influenza A (H1N1) in Spain. Med Intensiva. 2012;36(3):193-9.

51. Patroniti N, Zangrillo A, Pappalardo F, Peris A, Cianchi G, Braschi A, et al. The Italian ECMO network experience during the 2009 influenza A(H1N1) pandemic: preparation for severe respiratory emergency outbreaks. Intensive Care Med. 2011;37(9):1447-57.

52. [illegible] M, [illegible] M, [illegible]. Outcome of severe acute respiratory distress syndrome [illegible] challenge. Intensive Care Med. [illegible].

53. Hemmila MR, Rowe SA, Boules TN, Miskulin J, McGillicuddy JW, Schuerer DJ, et al. Extracorporeal life support for severe acute respiratory distress syndrome in adults. Ann Surg. 2004;240(4):595-605; discussion 605-7.

54. Roch A, Hraiech S, Masson E, Grisoli D, Forel JM, Boucekine M, et al. Outcome of acute respiratory distress syndrome patients treated with extracorporeal membrane oxygenation and brought to a referral center. Intensive Care Med. 2014;40(1):74-83.

55. Schmidt M, Bailey M, Sheldrake J, Hodgson C, Aubron C, Rycus PT, et al. Predicting survival after extracorporeal membrane oxygenation for severe acute respiratory failure. The Respiratory Extracorporeal Membrane Oxygenation Survival Prediction (RESP) score. Am J Respir Crit Care Med. 2014;189(11):1374-82.

56. Enger T, Philipp A, Videm V, Lubnow M, Wahba A, Fischer M, et al. Prediction of mortality in adult patients with severe acute lung failure receiving veno-venous extracorporeal membrane oxygenation: a prospective observational study. Crit Care. 2014;18(2):R67.

57. Pappalardo F, Pieri M, Greco T, Patroniti N, Pesenti A, Arcadipane A, et al. Predicting mortality risk in patients undergoing venovenous ECMO for ARDS due to influenza A (H1N1) pneumonia: the ECMOnet score. Intensive Care Med. 2013;39(2):275-81.

第二部分

监测和护理

第4章
患者和ECMO设备的准备

Alicia Mirabel, Anne-Clémence Jehanno, Charles-Henri David, and Guillaume Lebreton

本章我们将按照日常使用顺序重点介绍安全实施ECMO的不同阶段及每个阶段的作用。标准化的流程十分必要，特别是当紧急实施ECMO时[2]。

4.1 团队和设备运输

一旦有建立ECMO的需要，操作团队最好由1名麻醉医师、患者的主管护士、1名高年资外科医生、1名住院医生或手术室护士和1名体外循环治疗师组成。

体外循环治疗师或外科团队提供实施ECMO/ECLS所需的设备。然后由手术室团队进行检查，维护和调试。所有设备（包括所需的物品以及ECMO/ECLS控制台）必须随时处于可用状态。物品可以放置在专用治疗车上或打包袋中。物品包括：消毒器械、无菌巾、手术衣、插管、引导器、不透明敷料及外科手术耗材等（图4.1）。

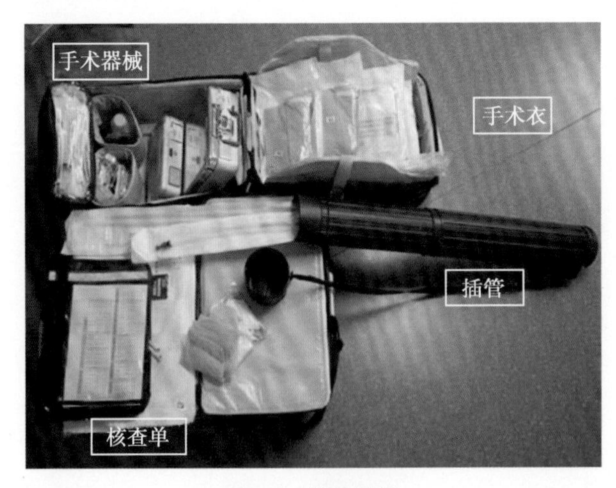

图4.1 物品放置

4.2 患者体位和准备

操作间必须有手术灯、电凝刀及足够外科医生在患者周围移动的空间。为了方便外科医生操作，通常需要在其到达之前准备好设备和外科手术置管部位皮肤（备皮和消毒）。

患者取仰卧位，通常用被单卷成团块状，垫在骨盆或肩部下方，以增加手术部位的暴露。患者的手术部位必须已经备皮。应该准备好备用的置管部位以预防插管失败。通常对于经腹股沟置管患者，需要准备两侧腹股沟。这样也可以实现在不同侧插管的优势（动脉和静脉分别位于两侧可降低缺血风险）。然后，必须在远离金属假体的健康皮肤上安装电凝刀的电极片。

接着是消毒处理，消毒范围是从耳廓至患者两侧膝盖。右颈部是首选部位。如果消毒部位有敷料，应该首先去掉敷料。

为了避免术中电凝刀和酒精蒸汽接触产生电弧从而灼伤患者的风险，需要禁止使用含酒精的消毒剂。

4.3　外科操作和 ECMO 准备

一旦患者和手术部位准备好，就可以穿手术衣。无菌洞巾包放在患者脚部或一侧的桌子上。铺无菌巾的部位必须满足无菌原则。将无菌的吸引管递给护士，然后连接到负压吸引器。

护士或住院医生使用必要的工具安装 ECMO/ECLS 所需要的操作台，必要时需要准备局部麻醉，还需要确保机械通气患者给予适当的镇静镇痛治疗。

在安装和外科操作时，体外循环治疗师将在床边重新调节 ECMO 控制台。ECMO 控制台必须连接电源、空气和氧气源。整个控制台必须配备 1 个空气 / 氧气混合器、1 个紧急曲柄（手摇泵）、1 个离心泵、1 个膜肺支架和 2 个 Vorse 管道钳（通常称为 Weiss 管道钳）（图 4.2）。加热器首先会加热预注液体，然后调节患者的体温。控制台安装完毕后，体外循环治疗师将对循环管路进行排气。

在排气之前，体外循环治疗师需要检查循环管路的完整性和有效期。然后使用晶体溶液进行预充，排出气泡。在控制台上安装循环管路要严格执行无菌操作。每个接头、塞子和配件都需要再次手动检查一遍。每个设备的厂家都会强调必须要排气，且定期更新排气的方法。因此阅读使用手册是必不可少的。首先通过重力作用将空气从整个回路中排出，然后使用离心泵排除气泡。使用离心泵时先低速，后逐渐提高速度，直至没有气泡残留。排气的难易和速度取决于所使用的管路。一旦气泡清除完毕，所有的阀门都将关闭，同时检查回路和氧合器是否出现泄漏。根据所使用的控制台，放置需要的传感器，超声流量计及涂耦合剂。为了预备可能的需要，在 ECMO 的辅助装置安装完毕之前，管路应保持在无气状态。

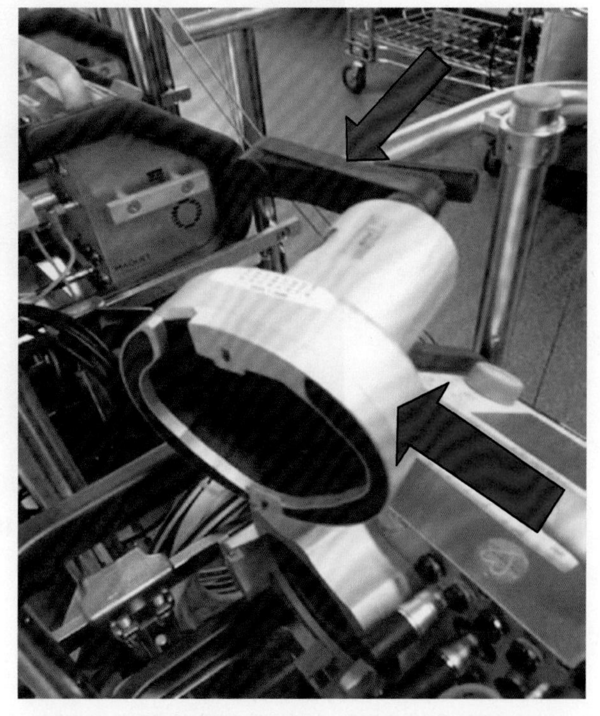

图 4.2　紧急曲柄（红色箭头）和离心泵（蓝色箭头）

4.4 ECMO 的建立

插入的管道需要注入生理盐水进行预充。静脉置管前需要静推肝素预防管道血栓形成。通常向静脉置管注入 5 000IU 普通肝素。如果是 VA-ECMO，需要置入一根远端肢体灌注管以预防肢体缺血[1]。

一旦管道准备完成，将无菌管道给外科医生。使用预充盐水注射器排出连接管道的残余空气。

ECMO 启动前，应由外科医生、麻醉医师及体外循环治疗师 3 人确认核查单，它包括：

- 启动气源。
- 确认预充液体的温度：预防启动时的冷休克而出现心律失常。
- 确认预充管被夹闭。
- 确认离心泵的转速：当 ECMO 启动时离心泵的转速必须设置为不导致血液逆流的最小阈值。

如果在置入 ECMO 导管的同时进行心脏按压，那么一旦 ECMO 启动，就应该停止心脏按压。

外科医生在 3 个点进行外科缝合来固定导管，这将导管固定在沿血管长轴的恰当方位并且防止意外脱管。同时，体外循环治疗师在外科医生和麻醉师的帮助下处理好患者血流动力学和 ECMO 支持之间的平衡（包括低血容量、血管阻力和通气设定）。然后，外科医生在确认局部止血后关闭切口。

由外科护士或住院医生进行敷料覆盖，敷料必须是封闭且无菌的。如果穿刺部位无渗血，敷料是透明的；如果穿刺部位渗血，敷料则是不透明的。

再灌注导管由透明敷料覆盖，可以检查管道有无血栓形成以及扭曲打结（图 4.3）。当患者稳定后，我们可以着手准备转运。

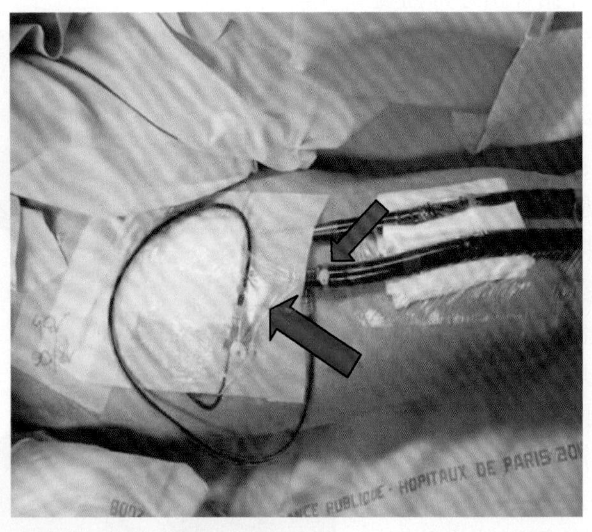

图 4.3 再灌注导管透明敷料（蓝色箭头）和安全的管路连接处（红色箭头）

4.5 转运准备

拿掉外科敷料后，体外循环治疗师用链环和垫圈固定器固定管道连接处（图 4.3）。

体外循环治疗师在大腿处用无纺弹力绷带将管道分开固定。理想情况下，排水管和探头（Hollister®）的水平固定系统可以最大限度地固定患者身上的管道。

加热器可根据患者需要和医疗团队建议进行设置。

体外循环治疗师最后检查患者 ECMO 的安装情况。在 ECMO 移除之前，患者都需要保持严格的仰卧位。患者床头最多只能抬高到 30°，如果超过这个高度，患者就会有内脏扭曲或伤口出血的风险。ECMO 管道沿着腿放置在床上，在患者脚周打个环。这些管道决不能与地面接触。

控制台放置在床边的托架（最好配备制动装置）上，控制面板必须便于观察。

紧急手动曲柄放置在离心泵旁，以备不时之需。

手摇柄的紧急使用程序说明应当写在备忘板上，留给每一个监护患者的人。同时 ECMO 团队的 24 小时值班电话应当写在控制台的一侧。

4.6　总结

ECMO 的建立是一项团队工作，必须标准化且有秩序。每个团队的关键成员都必须要有自己明确的角色。确保 ECMO 每个阶段的一致性是患者安全和有效治疗的保证。

参考文献

1. Allen S et al. A review of the fundamental principles and evidence base in the use of extracorporeal membrane oxygenation (ECMO) in critically ill adult patients. J Intensive Care Med. 2011;26(1):13–26.
2. Sangalli F, Patroniti N, Pesenti A. ECMO-extracorporeal life support in adults. Milan: Springer; 2014.

第5章
ECMO的监护

Chirine Mossadegh

正如我们上一章所描述，ECMO设备十分复杂，需要精确、全面、持续的管理。

本章旨在阐述床旁ECMO患者管理的不同之处。此处仅讨论离心泵管理的相关问题。任何ICU患者的监护都是从全面评估开始，对ECMO患者的护理也不例外：

- 生命体征：心率，平均动脉血压（mean arterial blood pressure，MAP），体温，氧饱和度，中心静脉压（central venous pressure，CVP）
- 生理评估：低灌注体征，出汗，液体水平
- 神经状态：意识，瞳孔反应
- 检查所有设备：静脉通路敷料，呼吸机，输液泵

除了这些常规监测之外，还需对ECMO设备本身以及与ECMO相关的所有潜在风险进行监测。

5.1 循环管路的监护

5.1.1 管路的检查

全面检查ECMO管路：插头，气体连接管，报警器，整个管路的完整性：

- 设备的位置：应固定ECMO推车置于刹车位，为了让护理人员在进入病房时能立即看到ECMO参数显示，控制面板应面向病房入口。
- 电源：检查并确保ECMO正确插入插头（红色电源插座）。每台ECMO设备，无论什么品牌，在控制器上都有一个电源和电池灯，确保电池指示灯熄灭，电源指示灯亮。
  在某些设备上，插头旁边还有一个额外的开/关键。
  最后，确保已打开电源警报器，在意外拔出电源或发生故障时及时发出警报。
- 气体连接管：气体（空气和氧气）连接到空氧混合器确保气体混合。将该混合器通过一个简单的管道连接到ECMO氧合器上。检查管路避免扭转，过度牵拉，正确连接管路到氧合器。
- 插管和管道：
  - 为使ECMO正常运行，需确保整个管路没有扭结，导管缝合到位。检查所有连接器的安全性。用手电筒检查整个回路（管道和氧合器），重点检查管路的连接点，辫子或旋塞阀，注意检查血凝块和/或纤维蛋白沉积。不论是通过泵和氧合器使血液

进出患者的简单循环管路，还是有多个桥管、多个辫子和三通阀的复杂管路，每套ECMO都有其自身的管路配置以监测压力，亦可用作输入液体或药物的静脉通路。管路连接越多，血液的停滞越多，血凝块形成的风险越高。因此，需对复杂管路进行更加严格的监测。

- ECMO（VV或VA）使血液氧合。因此，导管中血液有颜色的区别：引血导管中是未经氧合的暗红色血液，经过氧合器后，灌注导管内是经过氧合的鲜红色血液。护士应观察管路之间血液的色差（图5.1）。

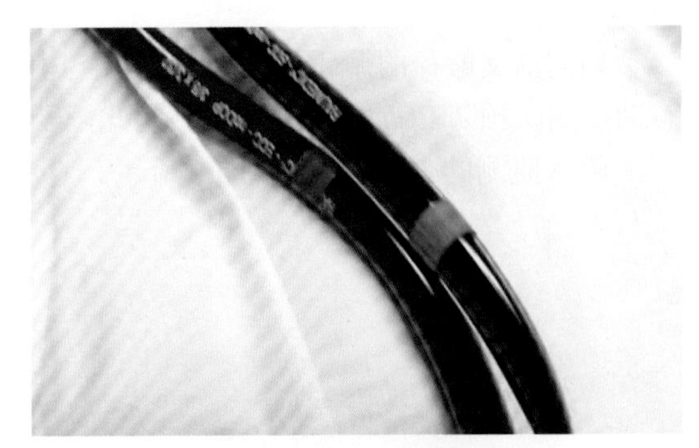

图5.1　导管的色差

- 泵的循环参数：ECMO的本质是循环支持，以确保VA-ECMO有效支持或代替心脏功能或确保VV-ECMO时充分的气体交换。

泵是非阻塞性的，流速必须始终高于2L/min。然而，在该流速下，存在回流风险，可导致ECMO运行效率低下。

ECMO流速取决于以下几个参数：

- 前负荷：取决于血容量、静脉张力、引血导管的位置、型号和长度。
- 后负荷：取决于血管阻力、灌注导管的位置、型号和长度，以及泵和氧合器之间的管道长度。
- 导管型号：灌注导管的导管型号为17～19Fr，引血导管的型号为21～23Fr，PVA-ECMO的再灌注导管的型号为5Fr。

ECMO团队设定的治疗目标是血液流量，其参数为每分钟转数（rotations per minute，RPM）和血流量。RPM和血流量的相关性及其随时间的变化将使ECMO运行得到有效的管理。例如，下午2点，RPM设定为4 500L/min，血流量为4L/min。下午5点，相同的RPM，血流量降至2.5L/min。这可能是血容量减少的迹象，可能是由于失血或患者移动身体导致部分管道扭曲。

- 空氧混合器设置：空氧混合器确保气体交换在氧合器中进行，通过FiO_2调节氧气供应，通过气流去除二氧化碳。除了患者的血氧饱和度，呼吸机的设置和血气结果外，还需记录氧合器的设置，其结果有助于团队及时做出临床决策。
- 报警器：必须根据治疗目标设定报警阈值。泵是非阻塞性的，建议将血流量保持在2L/min以上，以避免任何回流。

了解ECMO的工作模式也很重要。

在自主模式下，当激活报警时，ECMO将继续工作，但当ECMO处于干预模式时，一旦警报响起，ECMO就会停止工作，并且必须立即采取措施解决问题。模式的选择取决于人力资源；如果护士，ECMO专家或体外循环治疗师经常出现在患者床边，干预模式是可行的，但如果护士看护多个ECMO患者并且在泵停止时无法立即干预，则自主模式将更安全。

- 应急包：可以在床边或护理单元中使用，可以立即响应任何不良事件，包括夹钳、紧急手摇曲柄和应急用品（适当尺寸的连接器 / 剪刀 / 管道 / 快速接入线、绷带和无菌手套、预置泵等）。

5.1.2 压力的监测

监测压力不是必需的，但它是帮助团队检测 ECMO 潜在和 / 或直接功能障碍的途径之一。没有确切的目标数字可供参考。压力取决于导管的型号，ECMO 流量，患者的血容量等。

如同前文解释的循环参数，监测的并非压力数值，而是随着时间的推移压力的变化，其将有助于团队预防 ECMO 功能障碍。因此，记录每个 ECMO 患者的压力数字是至关重要的。

通常监测的 3 种压力如图 5.2 所示。

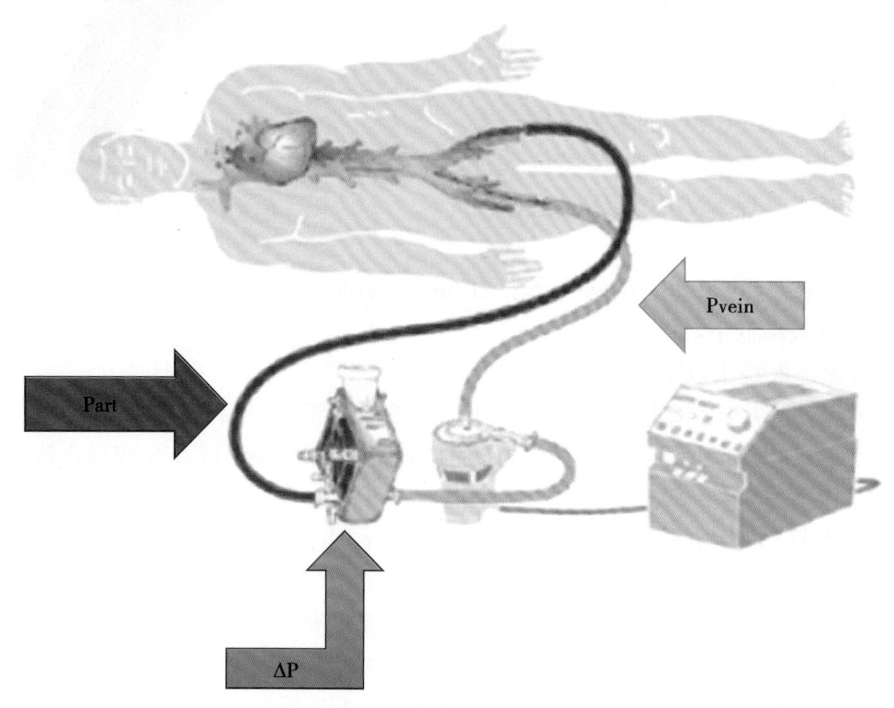

图 5.2 压力监测（Maquet® 提供）

静脉压（$P_{静脉}$）

指泵前压力。它测量引血导管的压力。因此，这是一个负压，且不应该超过 100mmHg。

$P_{静脉}$快速并且显著上升表明 ECMO 难以从患者体内引出血液。可能原因是血容量不足或引血导管扭结和 / 或阻塞。

动脉压（$P_{动脉}$）

指氧合器后的压力。它测量灌注导管中的压力。这是一个不应超过 200～250mmHg 的正压。

$P_{动脉}$的快速且显著的上升可能原因是患者的前负荷增加或灌注导管扭结和 / 或阻塞。

Δp

指氧合器前后的压力差。该值在 ECMO 运行期间不断变化，压差上升的速度主要取决于流量和良好的抗凝管理，是氧合器膜氧合水平的指标。

Δp（+ 20mmHg/h）的任何显著升高提示氧合器内部可能出现血凝块，可导致泵出现故障，必须立即向医疗团队报告。

可通过以下方式来监控这些压力：

- 在适当的位置将辫子添加到回路中并将它们连接到压力监测系统(类似于监测动脉或 CVP 的换能器)。
- 新型 ECMO 控制台增加了压力监控功能,无需向 ECMO 管路中添加任何连接器。

单靠压力值无法作出临床决策,需和临床检查、管路控制和患者血液检查一同作为参考,帮助团队管理和评估患者的 ECMO 运行。例如,Δp 在 1 小时内上升 60mmHg 可能是出现了氧合器凝血的现象,但不能仅凭这个数值就更换氧合器,需结合血气结果,以评估氧合器是否有效进行气体交换。

5.2 重症监护病房中 ECLS 患者的常规监测

5.2.1 疼痛和镇静

目前,ECMO 患者通常为清醒状态,甚至能尽早拔管[1]。对于 VA-ECMO 患者来说,情况大多是这样的:他们可以在 ECMO 植入后立即被唤醒;针对未镇静和已拔管的患者,一些医疗团队甚至在进行 ECMO 置管时仅仅使用局部麻醉剂。对于 VV-ECMO 患者,由于主要是肺损伤,他们在最初的几天往往是深度镇静。

ECMO 膜肺会吸附药物,改变镇静镇痛剂如丙泊酚,咪达唑仑或阿片类药物的药代动力学和药效学[2]。所以,必须使用更大剂量的镇静剂和镇痛剂来使患者获得适当的镇静和舒适。因此,应重新评估 ECMO 患者的疼痛和镇静管理方案。

5.2.2 感染

同任何其他植入患者体内的装置一样,ECMO 导管也可能是感染源。直径较大的 ECMO 导管增加了感染风险。置管部位也是增加感染风险的原因之一:浸湿会污染颈静脉置管,粪便可能污染股静脉置管,中心插管则直接置管于患者心脏内。

早期发现至关重要;护士应检查:

- 每日白细胞计数和血培养。
- ECMO 导管敷料的完整性。
- 每日评估插管的插入点,是否存在发红、肿胀、出血或潜在感染。

对中心插管使用葡萄糖酸氯己定敷料覆盖可降低感染率,每 7 天至少更换一次敷料,透明敷料便于观察穿刺点[3]。该敷料可以用于 ECMO 置管(图 5.3)。

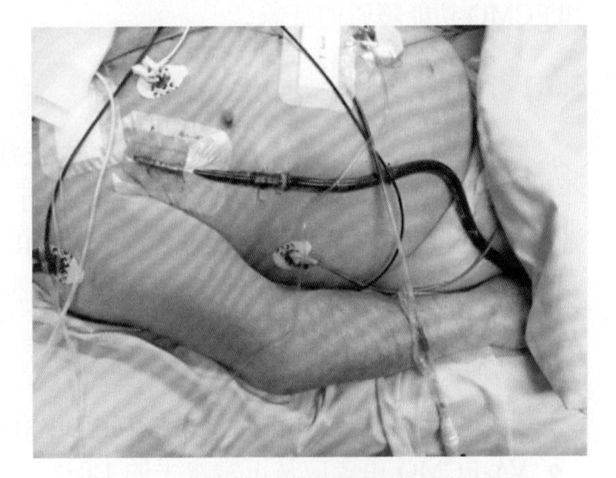

图 5.3　透明氯己定葡萄糖酸盐浸渍敷料

5.2.3 皮肤护理

皮肤护理对 ICU 护士来说是一项持续的挑战。ICU 患者一直是压疮的高发人群:他们大部分时间限制卧床,经常镇静;感染和肝素输注可引起皮肤磨损或血肿,且水肿是不可避免的,特别是对于心力衰竭患者。除了这些预先存在的皮肤改变外,ECMO 患者还必须面对其他潜在的皮肤损伤:导管的缝线过紧,经过一段时间就会出现病变。水肿加上导管对皮肤的压力导致压疮难以避免。

常规使用泡沫敷料或水胶体敷料可保护患者皮肤免受导管的损伤。为固定套管且不损坏更多患者皮肤，一些连接装置如水平管附件由水胶体组成，既可以保护皮肤又可以额外固定导管（图 5.4 和图 5.5）。

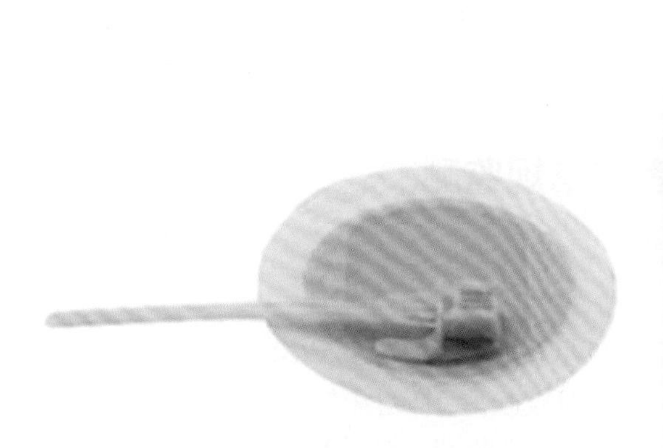

图 5.4 水平管道连接装置

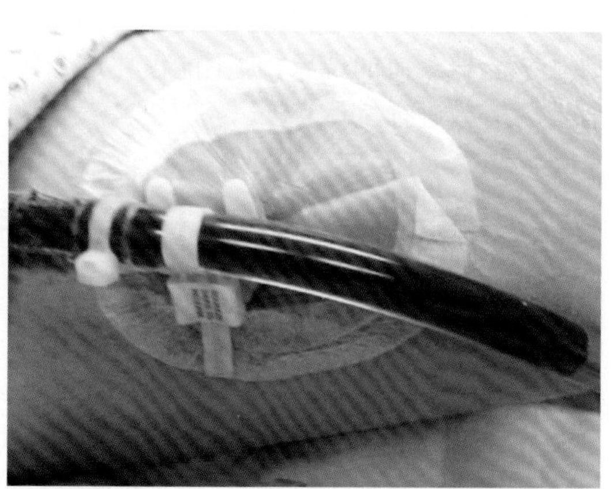

图 5.5 ECMO 患者的水平管道连接装置

5.3 预防并发症

ECMO 是由心脏手术体外循环演变而来。因此，ECMO 运行是轻微和重大并发症的根源，危及患者生命。

ECMO 管理的关键之一是预防并及早发现并发症。所有 ICU 医护人员（医生，护士，体外循环治疗师，物理治疗师，呼吸治疗师，辅助护士）必须接受培训，以早期识别出血、感染和 ECMO 功能障碍的征象。

5.3.1 出血

在 ECMO 运行期间，出血是常见的并发症，甚至可能出现大出血。患者的血液与惰性非生物材料接触，因此，有必要通过肝素进行连续全身抗凝治疗以防止 ECMO 管路中纤维蛋白和凝血块的形成。在插管过程中，5 000IU 肝素静脉注射也会增加出血风险。插管后需要即刻注意的是控制术后出血及最大程度减少 ECMO 管路中血凝块形成之间的平衡。

5.3.1.1 预防出血

为了防止出血，必须非常严格控制止血：肝素输注速率必须滴定式调整以获得 aPPT 比率：

- VA-ECMO 患者应是正常水平的 1.8～2 倍，具体取决于他们的心脏状况；抗 Xa 因子也可以作为肝素管理的更好指标。
- VV-ECMO 患者为正常水平的 1.5～1.8 倍。
- 像 VAV，多于两根中心置管这样的 ECMO 管路，维持正常水平的 2～2.2 倍。

5.3.1.2 临床症状和治疗

ECMO 出血可以是局部的，也可以是全身性的：

- 耳朵、鼻子和喉咙（ear，nose，and throat，ENT）区域：这些区域的出血几乎是不可避免的。口腔护理也很困难，有时也没有效果。鼻腔出血时，护士可以压迫鼻孔5分钟。如果持续出血，则在每个鼻孔中插入可吸收的止血棉。如果仍无法止血，最后的办法就是插入鼻腔压迫探头（可以使用导尿管）。通过使探头的球囊膨胀，在后颅窝中进行压迫止血。
- 对于口腔，即使看起来无效，口腔护理仍然至关重要。应轻轻吸引患者口腔，清除口水，血液和凝血块，并用光滑的棉棒清洗，最好只用水清洗。漱口水通常含有酒精，它不能止血同时会引起患者的灼烧感。在最严重的出血中，耳鼻喉科专家可以进行口腔填塞：将整个口腔和咽喉用止血棉填塞。此时将无法进行口腔护理，但为了避免上颚和舌面的压力性溃疡，填塞棉必须每4～6小时用生理盐水加湿，并在48小时后完全除去。
- 敷料：所有患者的穿刺点都会不同程度出现渗血。使用止血敷料可以避免每天多次更换敷料。
- 神经状态：寻找任何颅内出血的迹象，双侧瞳孔反应，意识水平，患者对镇静剂减少的反应[4]。
- 肺分泌物方面：可发生肺泡内出血。出血可能与疾病本身有关，特别是对于严重的ARDS的VV-ECMO患者。VA-ECMO患者弥散性血管内凝血（DIC）也可引起肺出血。建议VV-ECMO患者在通气管路上使用加湿器。对支气管进行加温加湿可以最大限度地减少血凝块形成。
- 尿液方面：血尿虽然罕见，但也有发生的可能。其尿液颜色为鲜红色。注意不要与溶血情况下“暗红色”尿液混淆。
- 消化道：可出现血便。如果有疑问，请在粪便样本上使用过氧化氢。如果出现泡沫，则表示有血液。
- 一般治疗：医疗团队必须找到促凝和抗凝剂之间的正确平衡，以便妥善管理患者。每日红细胞计数可以用来评估失血量以及识别需要输入红细胞或血小板的患者。关于输注红细胞的临界值仍存在一定争议。一些团队建议在血红蛋白低于7g/dl时进行输血；其他人认为ECMO患者应该具有正常的血红蛋白以促进最佳的氧合状态，因此输血临界值是12g/dl。

长期以来，ECMO团队一直不愿意在ECMO运行期间停用肝素。几个团队和数据的经验表明，如果出现严重出血，且患者对输血和减少肝素输注速度没有反应，则可以在几小时甚至几天内停用肝素，并严格控制aPPT和彻底检查氧合器和管路确保没有凝血块和纤维素[5]。在最糟糕的情况下，使用重组人凝血因子Ⅶa可以使出血大幅度减少，但这是最后的治疗方法，并且同时需要极其严密地监测ECMO管路[6-8]。

5.3.2　血栓栓塞风险

良好且有效的抗凝治疗不仅可以避免出血，还可以防止血凝块和纤维素的形成。血凝块和纤维素是由ECMO泵的湍流和血液停滞导致细胞溶解而形成的。使用手电筒在管道和连接器内可以很容易地看到它们：深色血凝块和白色纤维蛋白束可以很容易被观察到。

严密的监测至关重要：监测、记录凝血块和纤维蛋白的发展可以预防由于泵或氧合器血栓形成引起的脑损伤或ECMO失败等重大不良事件（图5.6、图5.7和图5.8）。每次检查，护士必须用手电筒检查整个ECMO管路：导管，连接器，辫子，旋塞阀，泵和氧合器。护士面临的挑战是区分“正常”凝血块和“非正常”凝血块。“正常”凝血块很小，对管路和患者没有危害。它们经常出现在氧合器的顶部，此处的血液停滞是不可避免的。“非正常”血栓会成为血液流动的障碍，并通过膜引起压力变化。此外，在氧合器的“动脉”侧形成凝血块，血液会直接返回患者体内。如果凝血块脱落，则可能导致脑血管意外。

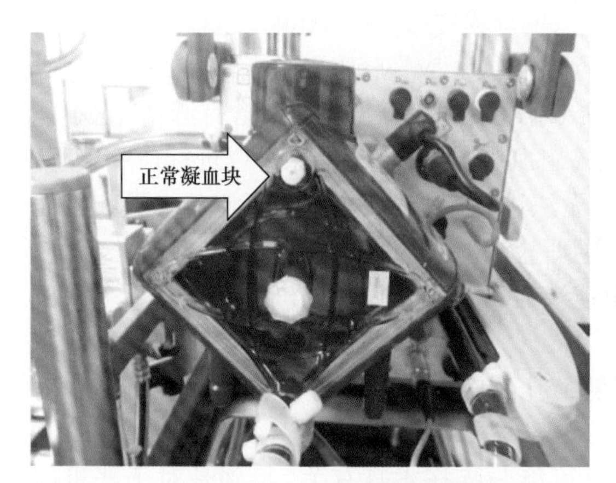

图 5.6 ECMO 氧合器动脉侧的正常凝血块

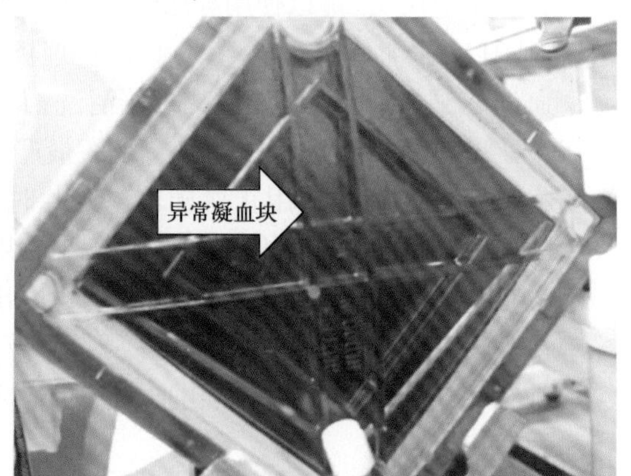

图 5.7 ECMO 氧合器上的异常凝血块

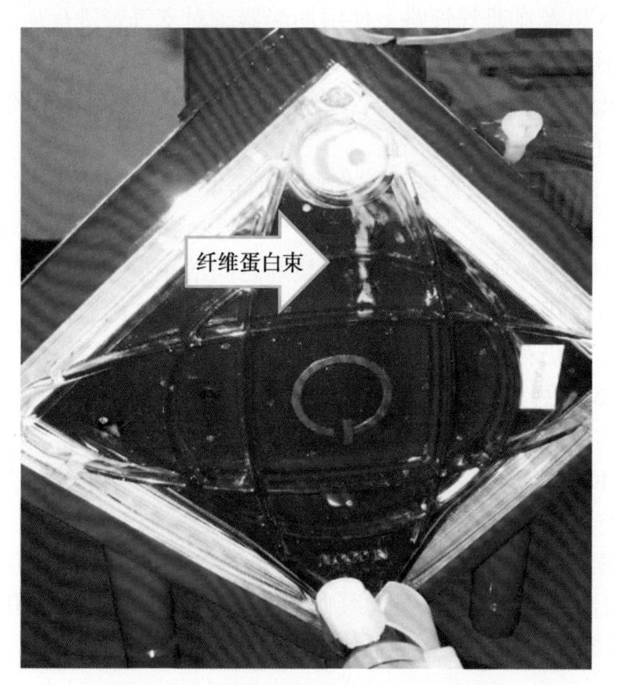

图 5.8 ECMO 氧合器上的纤维蛋白束

如果凝血块和 / 或纤维蛋白影响 ECMO 治疗的效率或使患者遭受脑损伤，则应更换 ECMO 回路。根据团队的策略，我们可以更换组件或更换整管套路。但是，评估是否更换氧合器不能仅仅依赖于凝血块的存在。凝血仅仅是其中一个参数，膜气体交换的效率才是最重要的参数。

5.3.3 溶血

ECMO 血流会使红细胞发生扭转和损伤，导致破裂出血。发生溶血可能是由于以下几点：

- 膜故障(引起纤维蛋白和凝血块形成)。
- 泵的高速湍流。
- 导管凝血。
- 高能量引血：血容量不足时，如果心脏功能恢复，则肺动脉和左心房插管之间会出现血流竞争。

在临床症状出现之前，在每日患者的血液检查中，可以看到游离血浆血红蛋白升高超过 50mg/L，并伴随着血小板和红细胞计数下降。临床上，如果患者没有尿液，则溶血显示为尿液或废液的特征性血色表现(图 5.9 和图 5.10)。

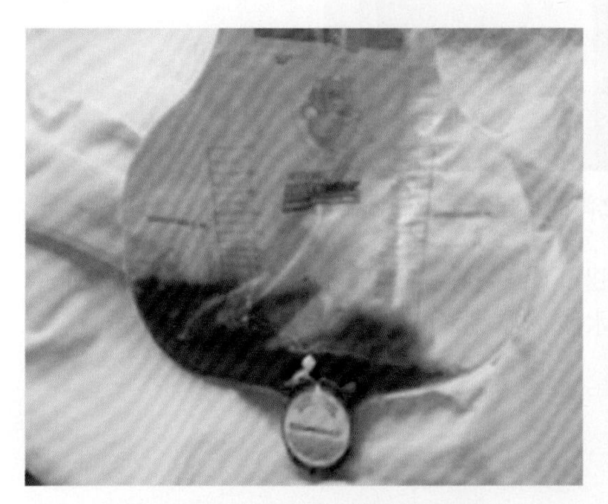

图 5.9　溶血情况下尿液的典型特征

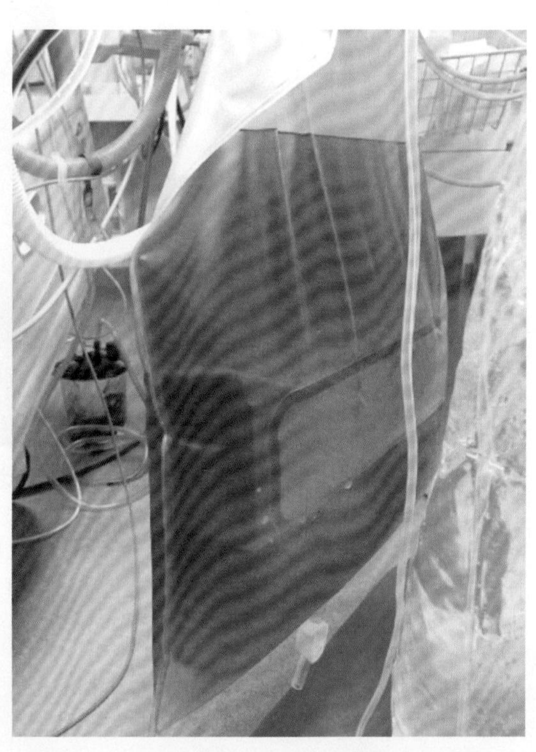

图 5.10　溶血情况下 CRRT 废液袋的典型特征

如果溶血没能得到有效控制，可能会发生其他体内或体外出血；如果没有足够有效的治疗，患者最终将会发展为 DIC。

治疗溶血有两个方面：

- 对症治疗：输注红细胞，血小板和冰冻血浆。
- 对因治疗：更换 ECMO 回路

5.3.4　意外脱管

这是一种少见但令人担忧的并发症。在移动患者前，通过遵守简单但非常严格的规定来避免意外脱管：

- 医护人员(护士，ECMO 专家，体外循环治疗师)必须可以观察到所有的管路，包括套管、管道、泵、氧合器和控制器。

- 检查所有固定装置：在所有连接器上放置绑带，在适当的位置（如置入点）进行缝合。第一个连接器（插管和 ECMO 管路之间）最为重要（图 5.11）。

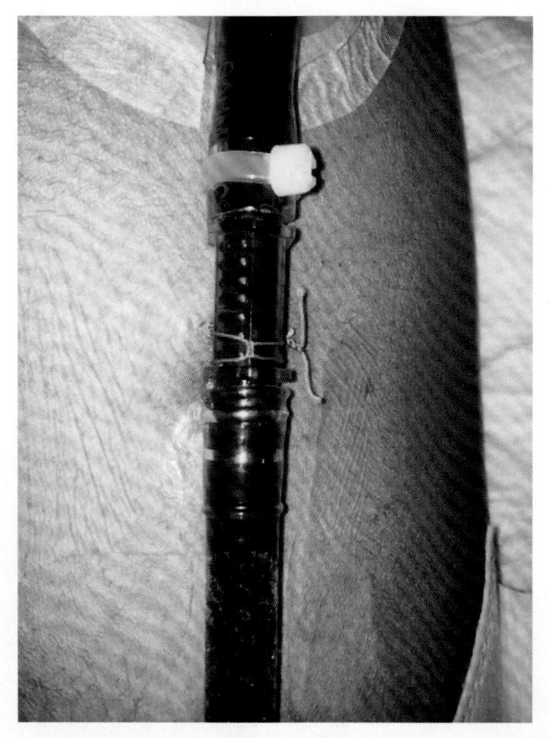

图 5.11 在插管和 ECMO 管路之间的第一个连接器上固定缝合线

- 可以使用基础敷料将额外的管路固定在腿部或躯干上，但可能产生压疮。有一些水平固定装置，它们具有良好的固定性，并由水胶体制成，可保护患者的皮肤（图 5.12）。

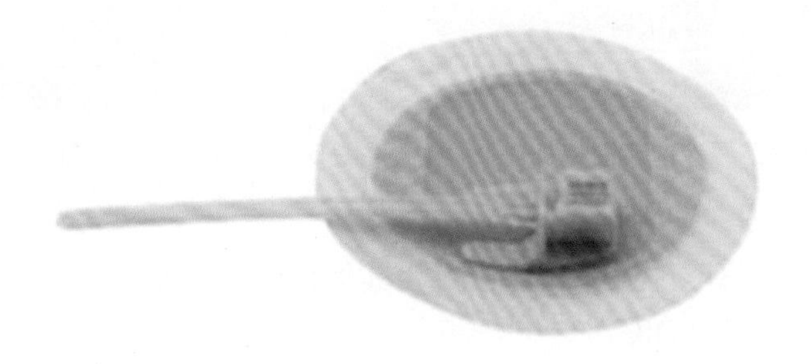

图 5.12 水平管道固定装置

5.4 VA-ECMO 患者的特殊性

5.4.1 血流动力学监测

ECMO 是非搏动装置，会产生层流。大多数 VA-ECMO 患者在植入 ECMO 后会出现心脏搏动不良或无心脏搏动的症状。因此，动脉血压主要由 ECMO 传递。患者的动脉波形会显示低平状，收缩压、平均动脉压和舒张压数值相同，有时只显示平均动脉压。没有经验的医护人员会认为患者的动脉穿刺出现问题，导致动脉波形不正常（图 5.13）。

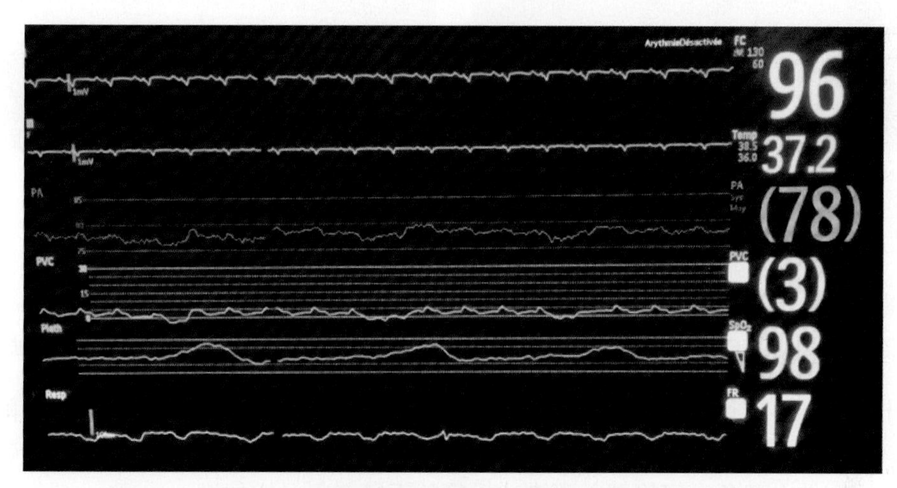

图 5.13　由于 ECMO 泵的层流和没有心脏收缩引起的低平动脉波形

监测这些患者的目的是将平均动脉压维持在 65mmHg 以上。搏动性血压的恢复是左心室功能改善的标志之一。正如我们稍后将在 5.4.4 中看到的，置入球囊反搏可预防肺水肿的发生。此时，动脉波形将因球囊反搏而恢复搏动。为了判断搏动性动脉波形是由于球囊泵还是患者的心脏搏动，将球囊泵暂停几秒钟并观察动脉波形：如果它是低平的，则表明患者的心脏功能尚未恢复。

5.4.2　肢体缺血

股动脉部分或完全被 ECMO 的灌注导管所阻断导致腿部的血流量减少或根本没有血流。为了防止肢体缺血，建议在股浅动脉中插入再灌注导管并将其连接到股动脉灌注导管以保证腿部灌注血流[9-11]（图 5.14）。

护士应密切观察患者腿部情况：

- 通过触摸或使用血氧定量法或近红外光学成像技术（NIRS）比较两条腿的温度；
- 检查腿部的外观：硬度和颜色；腿部缺血的表现首先是皮肤呈现白色，然后产生水疱，最坏的情况是足部坏死（图 5.15、图 5.16 和图 5.17）。

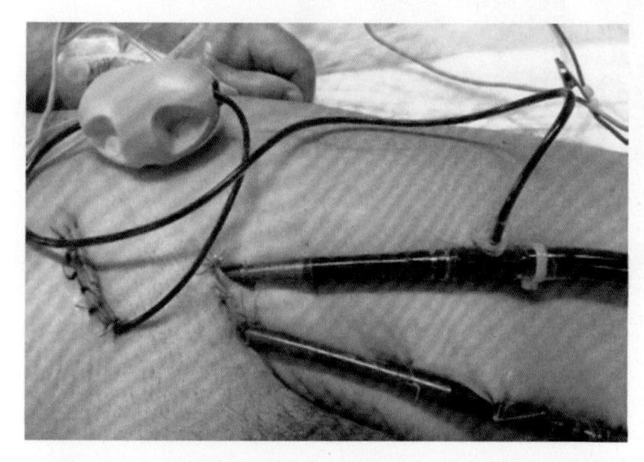

图 5.14　股外周血管 VA-ECMO 上的再灌注导管

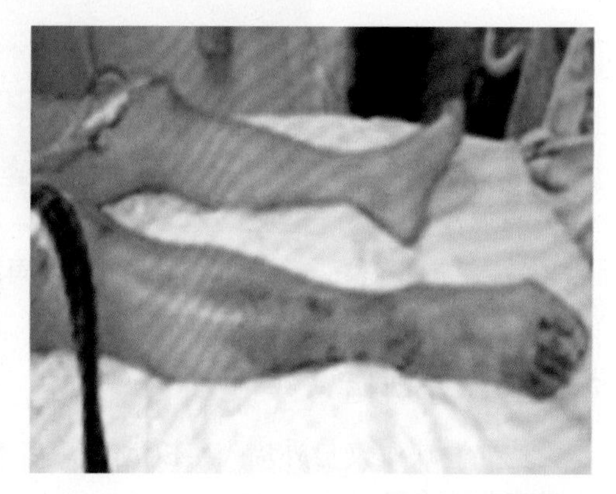

图 5.15　外周 VA-ECMO 患者肢体低灌注

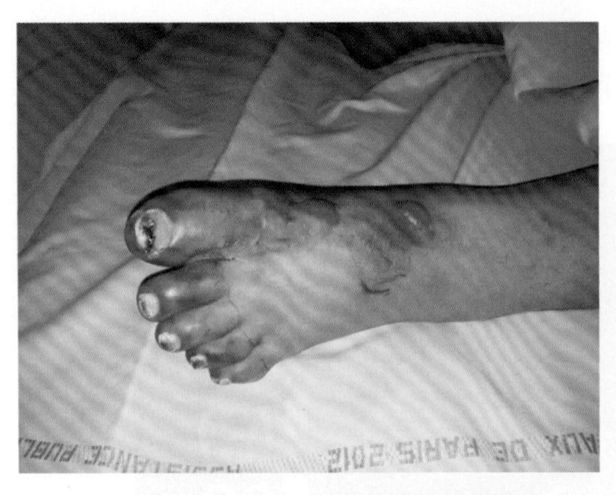

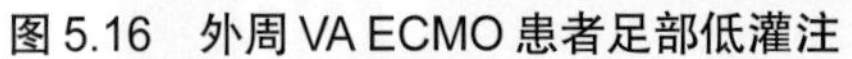

图 5.16 外周 VA ECMO 患者足部低灌注

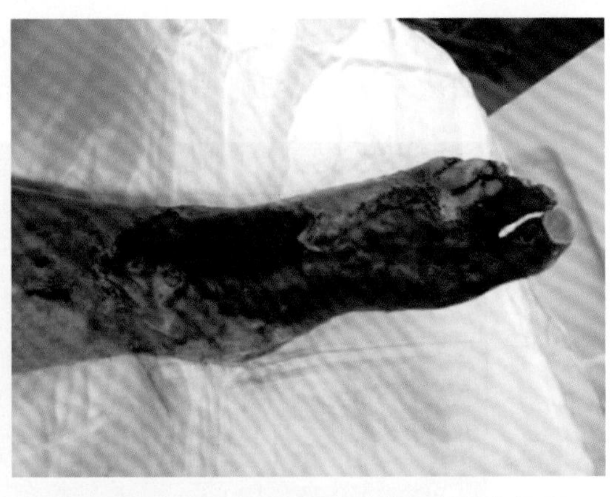

图 5.17 外周 VA-ECMO 患者足部缺血坏死

护士必须始终通过透明敷料看到再灌注导管，以便检查是否存在扭结，凝血块和 / 或纤维蛋白。在图 5.18 中，我们可以看到闭塞的再灌注导管上的凝血块和纤维蛋白。锁骨下置管同样可出现缺血现象。可以置入再灌注导管使手臂获得足够的灌注。

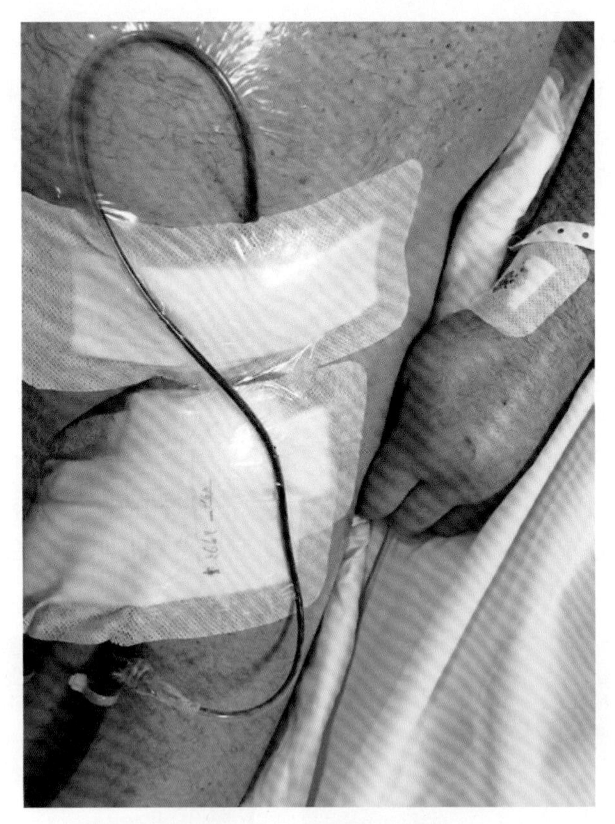

图 5.18 再灌注导管出现凝血

5.4.3 差异性缺氧

差异性缺血仅与外周 VA-ECMO 患者有关。它也被称为 Harlequin 综合征、两循环综合征或南北综合征。

在心脏出现极度功能障碍时，如果心脏没有搏动且主动脉瓣未打开，ECMO 则提供予患者全部血流量和氧合作用。ECMO 血流逆行灌注股动脉。当心脏恢复搏动，主动脉瓣开始打开，来自 ECMO 的完全氧合的血液与左心室射出的血液在主动脉中混合。混合的位置取决于 ECMO 的支持流量和左心室射血程度。当左心室射血功能较差和 / 或 ECMO 血流增加时，混合的位置向主动脉近心端移动。相反，当左心室恢复和 / 或 ECMO 流量减少时，混合的位置向主动脉远心端移动。如果肺功能受损，常规的 VA-ECMO 流速（全心输出量的 80%）则左心室搏出的未氧合血液灌注主动脉弓，大脑和冠状动脉，而经 ECMO 完全氧合的血液灌注下半身。患者出现上半身发绀，下半身红润。

为了检测和 / 或诊断差异性缺氧，必须将脉搏血氧监测仪放在右手的手指上，并且应监测右桡动脉血气，可以反映患者的心输出量。

为了纠正和治疗该缺氧症状，大多数团队都会增加一个颈静脉插管向大脑供氧。

5.4.4 液体管理

对于接受 VA-ECMO 治疗的患者，尤其是在心脏手术后，要在低血容量和液体超负荷之间找到适当的平衡更为复杂。

心脏手术后大量失血很常见，ECMO 本身会导致失血更严重。

在患者床边，当 ECMO 流速突然变化导致低血压同时管路出现颤动时护士应考虑血容量不足。随后，护士必须保证足够的容量以维持有效的 ECMO 流量（MAP> 65mmHg）。低血容量可引起低血压和不稳定且低的 ECMO 流量。流量的变化也增加了纤维蛋白和凝血块的形成。

然而，大量输液，使用肌松剂及血管舒张药会加重外周水肿。利尿剂可以治疗这种液体超负荷。对于利尿剂无反应的患者［尿量 <0.5ml/（kg•h），24 小时内液体正平衡 >500ml］，应开始肾脏替代治疗。

此外，低效的液体管理通常会导致肺水肿。在心脏功能较差或无心脏功能的 VA-ECMO 患者中，ECMO 逆向血流会使后负荷增加，导致肺水肿。

在 ECMO 开始时植入主动脉球囊反搏可以部分减轻左心室负荷［11，12］。

治疗肺水肿的方法是减轻左心室负荷。如果使用利尿剂效果不佳，可以采用以下几种方法：

- 心房造口术［13，14］。
- 经皮植入 Impella® 泵：从左心室引血再注入主动脉［15，16］。
- 植入中心双 ECLS 行双心室减压。

5.5 VV-ECMO 患者的特殊性

5.5.1 Avalon® 套管

通过颈静脉置入右心房的双腔插管必须正确放置，以便血液从三尖瓣前的插管中流出。为了确保插管的尖端朝向瓣膜，护士必须能够看到套管上的标记。如果标记朝向患者的颈部，那么 Avalon 的尖端就不是正确的方向（图 5.19）。

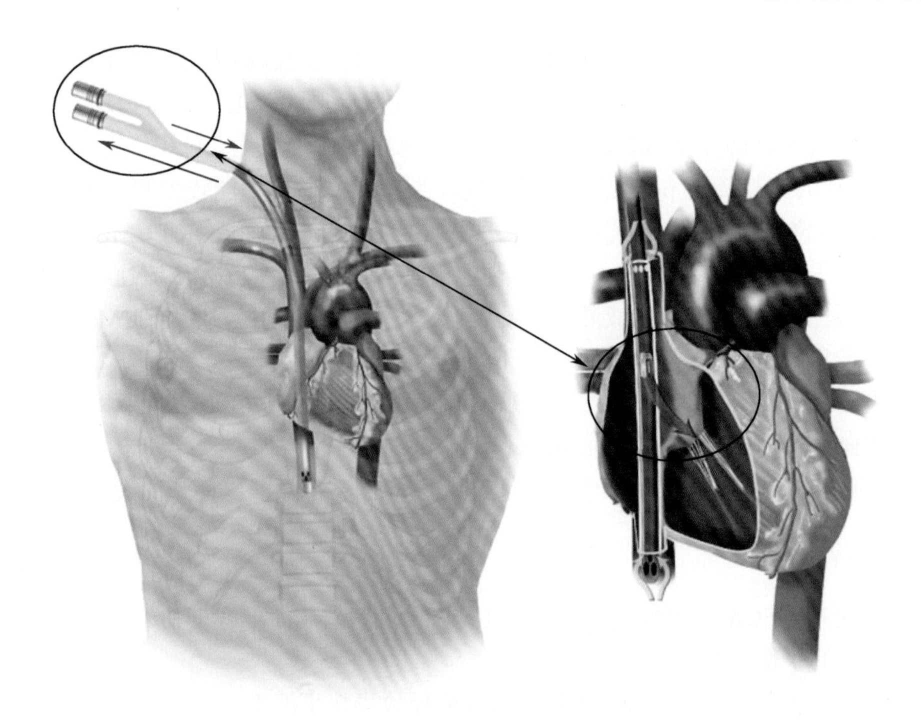

图 5.19 Avalon® 套管的放置

5.5.2 患者监测

对于 VV-ECMO 患者，目标饱和度很少为 100%，饱和度为 91% 就足够了。大多数患者在压力模式下进行通气，从而使肺部的压力可控且降低气压伤。在重度 ARDS 病例中，大多数患者完全依赖 ECMO 支持并且呼吸机的潮气量非常小或没有。尽管潮气量很小，但护士或呼吸治疗师在患者的护理记录单中记录潮气量是至关重要的。如果患者潮气量变大，可能是肺部功能恢复的标志。

5.5.3 再循环

5.5.3.1 定义

再循环是植入股 - 颈静脉的 VV-ECMO 的一种特殊现象，导致 ECMO 运行效率低下。由 ECMO 递送的含氧血液立即被引流导管抽吸而不经过体内循环。在这种情况下，器官没有有效氧供，患者的状态可能会下降。

可能原因有以下几种：

- 股静脉和颈静脉插管的尖端距离太近。
- 流量过大。
- 胸内压力变化（心脏压塞或气胸）。

5.5.3.2 监测

再循环不可避免，但可以通过以下方式减少：

- ECMO 血流的方向：从股静脉引流，再注入颈静脉。
- 每日通过 X 线监测导管的位置。
- 大直径的套管允许非常高的流量，但可将腿部的负压降到最低。
- 严格控制呼吸机设置，以避免胸腔内压力的变化。

5.5.3.3　治疗再循环

如果采取了前面列出的所有预防措施，但患者的氧合并未得到改善，仍有几种方法可以增加氧合：

- 调整导管。
- 更换为双腔套管（Avalon®）：但要注意，因为这种导管较小并且不允许 ECMO 流量高于 5L/min。
- 在另一股静脉中加一根导管。

5.6　VAV-ECMO 的特殊性

VAV-ECMO 将 VA-ECMO 和 VV-ECMO 的标准支持结合在一起。VAV-ECMO 针对心功能不全且有严重肺损伤的患者。有一个引流导管和两个再灌注导管：一个是 VV-ECMO 的股静脉或颈静脉，另一个是 VA-ECMO 的股动脉。因此，必须放置一个额外的流量计，以便监测两个灌注导管的流量（图 5.20）。

根据器官恢复的次序（肺部或心脏），在相应的灌注导管上放置夹子减少血流并开始撤机。

例如，在下图中，患者的心脏开始恢复，因此夹子置于 VA-ECMO 股动脉导管上（图 5.21）。

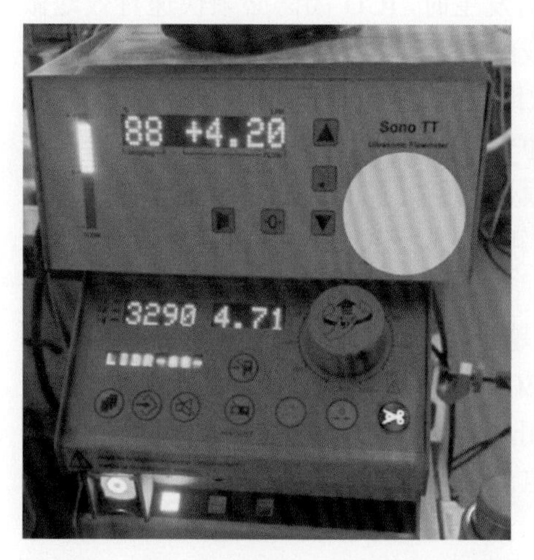

图 5.20　用于 VAV-ECMO 患者的附加流量控制器

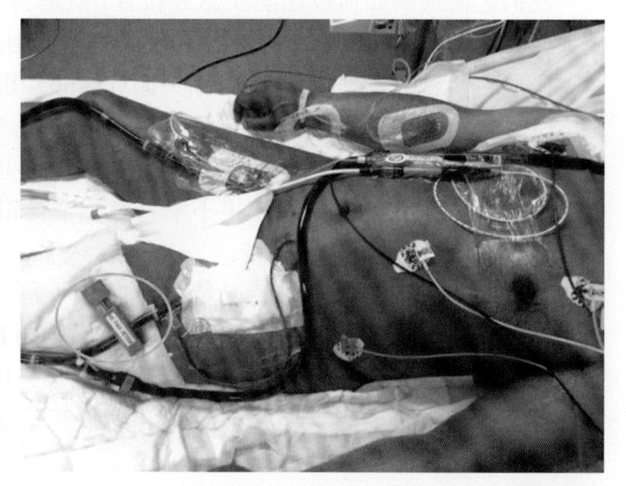

图 5.21　VAV-ECMO，放置夹子，以调整目标血流

建议：用夹子调节流量会引起导管部分闭塞。如果导管被夹子完全闭塞或如果导管里出现凝血块和 / 或纤维蛋白，不要移除夹子，否则可能引起严重的缺血性中风。唯一的方法是移除有血栓形成的导管。

5.7 故障排除

5.7.1 流量变化

在 ECMO 运行期间，流量可能突然变化（例如，ECMO 流量可以在 1 秒内从 5L/min 减小到 1.5L/min）。对于高度依赖 ECMO 的患者，这会产生严重的后果，低效率的血流，MAP 可降至 45mmHg 和 / 或饱和度降至 75%。

在评估病因并尝试适当治疗之前，护士应尽量稳定 ECMO 流量，以避免血栓形成和急剧的血流动力学变化：应降低 RPM 直至达到稳定流量。

例如，如果 ECMO 的流量为 5L/min，转速为 4 500，护士可能不得不将转速降至 3 200 以获得稳定的 4L/min 的流速，即使你的 MAP 仅为 55mmHg。然后护士应该通知医生，做一个完整的回路检查，以确保没有扭结或出血。最有可能的是，这些流量变化是由于血容量不足引起，并且可以观察到管路的颤动：我们可以看到 ECMO 管路颤动时出现的抽吸现象。如果监测 ECMO 压力，静脉压力会大幅增加。

注意，以下情况也会出现 ECMO 管路颤动：

- 当 VA-ECMO 患者心脏恢复搏动时，ECMO 管路可以按照患者心脏的搏动节律颤动。
- 如果患者有球囊反搏，ECMO 管路将按照球囊反搏的搏动节律颤动。

在这两种情况下，ECMO 管路的颤动是规律且正常的。当管路颤动与流量变化和不稳定的生命体征相关联时，说明有问题存在。

5.7.2 拔管

我们之前谈到如何设法防止意外拔管，但是当它发生时，ICU 团队必须快速有效地做出反应。即使是几秒钟的任何延迟都可能对患者造成致命伤害。

采取的紧急措施：3C 原则，包括夹闭（clamp）、求助（call for help）和压迫（compress）。

（1）夹闭：这是首要处理的事情。在护理学院，护士总是被教导先检查患者，然后再检查机器。在这里是不适用的；拔管时的首要注意事项是避免更多的失血和空气栓塞。使用 ECMO 推车上提供的管钳。如果不幸只有一个管钳可用，夹闭灌注导管以避免空气栓塞；如果没有管钳，请手动夹闭管路。

（2）求助：单独处理这种情况是不可能的。呼救越快，对患者来说就越安全。所有 ICU 成员必须知道在哪里可以找到应急材料或电话呼叫 ECMO 团队。

（3）压迫：患者的穿刺点会出血，一旦管路被夹闭，要立即按压。

当然，在这三个步骤之后，必须采取所有稳定患者的措施（CPR，输血，建立新的 ECMO）。

5.7.3 泵故障

泵故障跟意外拔管一样，是一个危及生命的紧急情况。

措施：

- 夹闭管路。
- 将 RPM 转数降至零。

- 将泵头从电机中取出并放入备用泵中。
- 启动备用泵（电动或手动）。
- 首先取下引流导管上的管钳，然后再取下灌注导管上的管钳。

根据制造商的不同，备用泵是手动或电动的。确保所有团队成员都知道如何转移泵并启动紧急备用泵。不仅是初步培训，继续教育也至关重要。至少每年一次，应组织所有团队成员进行相关培训。

通常手动备用泵有手摇曲柄。就像我们在管路检查时看到的那样，曲柄必须放置在靠近原始泵的位置，并且护士必须能够"流畅地"使用曲柄，没有任何障碍物。

5.7.4　氧合器故障

我们在整个章节中讨论了不同的参数，这些参数可以让团队早期发现氧合器故障：

- ECMO 参数和患者的一般状态没有任何变化时血气发生改变。
- Δp 显著上升（>20mmHg/h）。
- 大量凝血块和纤维蛋白的出现。

根据我们在 La Pitié 的经验，在一些感染 H1N1 病毒的 VV-ECMO 患者中，白色薄纱样物质可在不到一小时内出现，也是氧合器凝血的征象（图 5.22）。

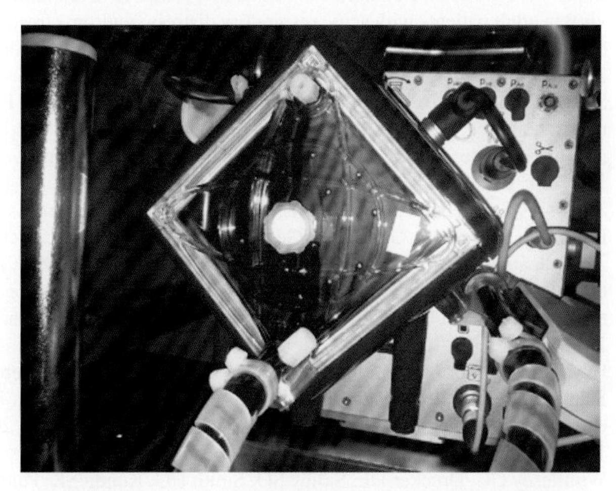

图 5.22　VV-ECMO 氧合器上的白色薄纱样物质

当氧合器失效时，必须更换。根据团队的策略，有两种选择：

- 只更换氧合器。
- 更换整个 ECMO 回路。我们建议更换整体回路，特别是如果使用带有多个连接管和旋塞阀门的回路。在这种情况下，这些连接器中也可能存在凝血块，完整的回路更换将更安全。

5.8　心理支持

ECMO 不是众所周知的，是当常规治疗失败时的最后手段。家庭需要（如果可能的话患者也需要）被指导：他们必须了解 ECMO 植入的原因，可能发生的不良事件和并发症，以及了解 ECMO 是一种应急装置，使医疗团队有一定的时间来评估治疗患者。“桥梁”疗法必须加以解释：

- 恢复的桥梁：心脏功能恢复，ECMO 可以撤回。
- 桥接疗法：患者将植入心室辅助装置 VAD。这适用于有可能长期康复治疗的患者。它允许患者回家。
- 移植桥梁。
- 治疗终点：当 ECMO 是最后的手段并且无效时，必须建立临终关怀程序。

医患之间必须建立有效、诚实和清晰的沟通，并定期召开会议以解释患者医疗状况的进展。患者或家属很难立即明白，挽救其亲人生命的设备也可能是导致重大并发症或导致死亡的原因。

此外，工作人员还面临额外的压力。ECMO 提供额外的工作量，对患者和家属的支持可能非常耗时。一些长期或困难的 ECMO 运行带来负面结果可能会使团队成员丧失信心。ICU 团队内部的开放式沟通至关重要，以便每位成员都接受采纳患者的护理计划。

参考文献

1. Linden V, Palmer K, Reinhard J, Westman R, Ehren H, Granholm T, Frenckner B. High survival in adult patients with acute respiratory distress syndrome treated by extracorporeal membrane oxygenation, minimal sedation, and pressure supported ventilation. Intensive Care Med. 2000;26(11):1630–7.
2. Shekar K, Roberts JA, Smith MT, Fing YL, Fraser JF. The ECMO PK Project: an incremental research approach to advance understanding of the pharmacokinetic alterations and improve patient outcomes during extracorporeal membrane oxygenation. BMC Anesthesiol. 2013; 13:7. doi: 10.1186/1471-2253-13-7.
3. Timsit JF, Schwebel C, Bouadma L, Geffroy A, Garrouste-Orgeas M, Pease S, Herault MC, Haouache H, Calvino-Gunther S, Gestin B, Armand-Lefevre L, Leflon V, Chaplain C, Benali A, Francais A, Adrie C, Zahar JR, Thuong M, Arrault X, Croize J, Lucet JC; Dressing Study Group. Chlorhexidine-impregnated sponges and less frequent dressing changes for prevention of catheter-related infections in critically ill adults: a randomized controlled trial. JAMA. 2009;301(12):1231–41. doi: 10.1001/jama.2009.376.
4. Luyt CE, Bréchot N, Demondion P, Jovanovic T, Hékimian G, Lebreton G, Nieszkowska A, Schmidt M, Trouillet JL, Leprince P, Chastre J, Combes A. Brain injury during venovenous extracorporeal membrane oxygenation. Intensive Care Med. 2016;42(5):897–907. doi: 10.1007/s00134-016-4318-3.
5. Whittlesey GC, Drucker DE, Salley SO, Smith HG, Kundu SK, Palder SB, Klein MD. ECMO without heparin: laboratory and clinical experience. J Pediatr Surg. 1991;26(3):320–4; discussion 324–5.
6. Anselmi A, Guinet P, Ruggieri VG, Aymami M, Lelong B, Granry S, Malledant Y, Le Tulzo Y, Gueret P, Verhoye JP, Flecher E. Safety of recombinant factor VIIa in patients under extracorporeal membrane oxygenation. Eur J Cardiothorac Surg. 2016;49(1):78–84. doi:10.1093/ejcts/ezv140.
7. Puentes W, Roscoe A, Cypel M, Wasowicz M. Succesful use of recombinant activated coagulation factor VII in a patient with veno-venous ECMO after lung transplantation. Anaesthesiol Intensive Ther. 2015;47(2):188–9. doi: 10.5603/AIT.a2014.0069. Epub 2014.
8. Repessé X, Au SM, Bréchot N, Trouillet JL, Leprince P, Chastre J, Combes A, Luyt CE. Recombinant factor VIIa for uncontrollable bleeding in patients with extracorporeal membrane oxygenation: report on 15 cases and literature review. Crit Care. 2013;25;17(2):R55. doi: 10.1186/cc12581. Review.
9. Russo CF, Cannata A, Vitali E, et al. Prevention of limb ischemia and edema during peripheral venoarterial extracorporeal membrane oxygenation in adults. J Card Surg. 2009;24(2):185–7. doi: 10.1111/j.1540-8191.2009.00829.x
10. Kasirajan V, Simmons I, King J, et al. Technique to prevent limb ischemia during peripheral cannulation for extracorporeal membrane oxygenation. Perfusion. 2002;17(6):427–8.

11. Greason KL, Hemp JR, Maxwell JM, et al. Prevention of distal limb ischemia during cardiopulmonary support via femoral cannulation. Annals Thorac Surg. 1995;60(1):209–10.
12. Petroni T, Harrois A, Amour J, Lebreton G, Brechot N, Tanaka S, Luyt CE, Trouillet JL, Chastre J, Leprince P, Duranteau J, Combes A. Intra-aortic balloon pump effects on macrocirculation and microcirculation in cardiogenic shock patients supported by venoarterial extracorporeal membrane oxygenation. Crit Care Med. 2014;42(9):2075–82. doi: 10.1097/CCM.0000000000000410.
13. Seib PM, Faulkner SC, Erickson CC, et al. Blade and balloon atrial septostomy for left heart decompression in patients with severe ventricular dysfunction on extracorporeal membrane oxygenation. Catheter Cardiovasc Interv. 1999;46(2):179–86.
14. Ward KE, Tuggle DW, Gessouroun MR, Overholt ED, Mantor PC. Transseptal decompression of the left heart during ECMO for severe myocarditis. Ann Thorac Surg. 1995;59(3):749–51.
15. Cheng A, Swartz MF, Massey HT. Impella to unload the left ventricle during peripheral extracorporeal membrane oxygenation. ASAIO J. 2013;59(5):533–6. doi: 10.1097/MAT.0b013e31829f0e52.
16. Koeckert MS, Jorde UP, Naka Y, Moses JW, Takayama H. Impella LP 2.5 for left ventricular unloading during venoarterial extracorporeal membrane oxygenation support. J Card Surg. 2011;26(6):666–8. doi: 10.1111/j.1540-8191.2011.01338.x.
17. Allen S. et al. A review of the fundamental principles and evidence base in the use of extracorporeal membrane oxygenation (ECMO) in critically ill adult patients. J Intensive Care Med. 2011;26(1):13–26. doi: 10.1177/0885066610384061. Review.
18. Sangalli F, Patroniti N, Pesenti A. ECMO-extracorporeal life support in adults. Milan: Springer; 2014.
19. Annich GM, Lynch WR, MacLaren G, Wilson JM, Bartlett RH. ECMO: extracorporeal cardiopulmonary support in critical care. 4th ed. Ann Arbor: Extracorporeal Life Support Organization; 2012.
20. ELSO. (2015). ECLS registry report: international summary.
21. Freeman R, Nault C, Mowry J, Baldridge P. Expanded resources through utilization of a primary care giver extracorporeal membrane oxygenation model. Critical Care Nursing. 2012;35(1):39–49. doi: 10.1097/CNQ.0b013e31823b1fa1.

第 6 章
ECMO 患者的活动及行走

Chirine Mossadegh

ECMO 患者的活动比普通 ICU 患者活动更为困难。对患者来说，任何因素导致的导管拉伸，扭转或移位都是致命的。充分准备，团队协作和谨慎的态度是 ECMO 患者能安全活动甚至下床行走的关键[1-3]。

6.1 床上活动

前章节已经提及，任何 ECMO 患者活动之前，护士应该注意：

- 全面检查 ECMO 回路：穿刺部位、插管、管道和控制器等。
- 检查导管的固定：缝合部位和外固定装置。
- 评估管道的长度：管道长度有可能使活动受限。为防止任何不良事件，必要时移动 ECMO 推车，以避免在搬动患者时出现任何扭转或牵拉。
- 评估患者的意识水平：如果患者神志清楚，护士应该向患者解释将如何辅助他（她）进行床上活动，需要他（她）如何配合，并在开始活动之前评估是否需要加用镇痛药。如果患者已使用镇静剂但在护理过程中有反应，需评估是否已使用足量的镇静或镇痛药物。
- 足够的护理人员帮助：对于一个“常规”的 ICU 患者，通常需要 2～3 个人。而当 ECMO 患者运动时，至少需要增加一名护理人员来检查管道和泵控制器。如果患者超重或病情非常不稳定，可能会需要更多的护理人员。关键是为每个团队成员分配一个特定的任务，例如，一个人负责稳定头部，另一个人负责为患者擦洗背部，第三个人固定 ECMO 管道并检查控制器。
- 准备所有必要的用品：如果患者正在被擦洗，请确保在开始之前在病房内准备好所有必要的用品，避免任何延迟或需要团队成员离开房间的情况发生。

6.2 ECMO 患者床旁行走

6.2.1 先决条件

- 在准备进行床旁行走前的 48 小时内，患者应该达到以下标准：
- 有意识，有定向力，能对简单的指令做出反应。
- 有足够的肌力站立。

- 血流动力学稳定（Pam> 70mmHg），没有使用或使用非常低剂量的血管活性药物。
- 机械通气参数稳定。
- 没有出现任何重大不良事件：流量变化，出血，感染性休克等。
- ECMO 治疗有效。

还需检查一些后勤方面的问题：

- 团队成员：能提供帮助，且能够观察该病房的其他患者。
- ECMO 专家或体外循环治疗师：在紧急情况下（泵故障、脱管等），负责紧急情况的护理人员应该可以到达并且进行紧急处理。

6.2.2　实践准备

与在床上活动患者一样：

- 检查固定装置，得到患者的同意和合作，全面检查 ECMO 回路，并为每个团队成员分配特定任务。
- 检查患者的肌力。
- 检查报警器：血流量和电池。
- 为 ECMO 准备两个完整的氧气瓶。
- 为预防患者感到疲倦不适，准备一把椅子作为备用。
- 清理走廊：患者在行走时不应有任何障碍物。
- 至少 4 个护理人员：一个负责泵，一个负责固定 ECMO 导管，一个准备备用椅，至少一个负责帮助患者。如果患者使用机械通气和 / 或有大量输液泵，则还需要额外的团队成员。

6.2.3　如何进行

当所有物品及每个团队成员都做好准备时，可以开始活动：

- 向患者解释不同的步骤：始终等待医护人员的指示；先坐在床边；然后站起来再走。让患者放心，告知有很多医护人员确保他的安全。鼓励患者在行走期间表达任何需求，恐惧或困难。
- 在行走期间重新确认每个团队成员的职责。
- 断开 ECMO 与墙壁氧的连接，然后将其连接到氧气罐上。
- 最后拔出电源：ECMO 设备的内置电池可以使用 1～6 小时，具体取决于制造商和设备的使用年限。随着使用次数及时长的增加，电池可逐渐消耗（本应该延续 1 小时的电池，仅能持续 45 分钟）。因此，每年至少检查电池 3 次。
- 协助患者行走。

当患者回到床上时，重新连接电源和气源，完整监测患者的生命体征并检查整个回路。此外，记录患者行走和发生的不良事件。

参考文献

1. Abrams D, Javidfar J, Farrand E, Mongero LB, Agerstrand CL, Ryan P, Zemmel D, Galuskin K, Morrone TM, Boerem P, Bacchetta M, Brodie D. Early mobilization of patients receiving extracorporeal membrane oxygenation: a retrospective cohort study. Crit Care. 2014;18:R38.

2. Rahimi RA, Skrzat J, Reddy DR, Zanni JM, Fan E, Stephens RS, Needham DM. Physical rehabilitation of patients in the intensive care unit requiring extracorporeal membrane oxygenation: a small case series. Phys Ther. 2013;93:248–55.
3. Rehder KJ, Turner DA, Hartwig MG, Williford WL, Bonadonna D, Walczak Jr RJ, Davis RD, Zaas D, Cheifetz IM. Active rehabilitation during extracorporeal membrane oxygenation as a bridge to lung transplantation. Respir Care. 2013;58:1291–8.

第 7 章
VV-ECMO 患者俯卧位安置

Sabine Valera

本章针对的是需行俯卧位通气的成人静脉 - 静脉体外膜氧合（VV-ECMO）患者。

这些治疗技术可联合用于重度 ARDS 患者。

本章描述这些联合治疗策略的特异性，并介绍护士在优化护理质量中的作用。

护士在保障患者的安全和舒适方面起着决定性的作用，护理工作的效率通常与培训和流程的建立有关。因此本章的目的是对建立行之有效的流程提供指导性意见。

7.1 背景

- 俯卧位通气

自 20 世纪 70 年代以来，人们一直在尝试通过俯卧位通气（prone positioning，PP）来改善急性呼吸衰竭患者的氧合状况。

俯卧位通气可增加背侧肺泡的复张，减少腹侧肺泡的过度膨胀[1]，同时改善通气 / 血流比。70% 俯卧位通气患者可减少呼吸机相关肺损伤（lesions associated with ventilation，VILI）的病变范围。

俯卧位通气操作简单且费用低，但由于工作量大和可能出现的并发症限制其在临床的使用。

- VV-ECMO

因几项大型研究[2，3]发现 VV-ECMO 并不能降低肺衰竭患者的死亡率，其临床使用价值存在争议。

- 但是，时代在变迁，技术在发展
  - 2007 年，CESAR[4]研究结果显示，ECMO 支持的重度 ARDS 患者，在生存率方面确实有提高。这项研究也显示了患者被转诊到配备“ECMO 专业团队”的医学中心的好处。
  - 2009 年，H1N1 大流行再次引起人们对极为严重的 ARDS 使用体外膜肺氧合（ECMO）的兴趣[5]。
  - 2012 年，法国重症医学会组织的共识会议[6]得出结论：尽管使用了包括俯卧位在内的保护性肺部策略，但 PaO_2/FiO_2 比率低于 50mmHg 的患者至少应在 3 小时内考虑 ECMO 治疗。
  - 最近的一项研究指出，在 PaO_2/FiO_2 比率低于 150 的 ARDS 患者中进行俯卧位通气可降低死亡率[7]。

通常，在VV-ECMO之前考虑俯卧位通气。

一些研究评估了俯卧位通气对VV-ECMO患者肺功能的影响[8-12]，均得出了相同的结论：

俯卧位通气和VV-ECMO可以是互补的，因为VV-ECMO允许的超级保护性通气可以减少过度通气，而俯卧位通气可改善通气血流比的失调。

俯卧位通气与VV-ECMO一样可改善动脉氧合，因此可促进VV-ECMO的撤机。

VV-ECMO期间的俯卧位通气可在不影响患者安全的情况下进行，并且应由两种技术都经验丰富的医疗机构实施。

ECMO可增加严重患者俯卧位通气的安全性。在俯卧位安置时，ECMO患者出现血流动力学异常或突发呼吸功能恶化的风险要小得多。

7.2 VV-ECMO和俯卧位相关的护理

VV-ECMO治疗时俯卧位通气的禁忌证与未做ECMO治疗时俯卧位通气的禁忌证相同：

- 颅内压>30mmHg。
- 需要立即处理的大咯血。
- 严重的面部创伤或面部手术。
- 2天内行心脏起搏器植入术。
- 脊柱、股骨或骨盆骨折不稳定。
- 平均动脉压低于65mmHg。
- 孕妇。
- 单侧前胸管漏气。

安全性和并发症：

- 护士的主要职责是协调和组织整个步骤，避免并发症。
- 为了提高工作效率，护士必须知晓可能发生的各种副作用。
- 大多数时候，俯卧位通气持续12～16小时。

俯卧位通气体位的主要并发症包括：

- 压力性溃疡。
- 气管导管（endo tracheal tube，ETT）阻塞。
- 胸管脱落。

我们还必须牢记VV-ECMO的副作用：

- 出血。
- 血栓栓塞的风险。
- 溶血。
- 空气栓塞。
- 机械性并发症。
- 导管移位。

为了避免这些副作用，一个有效的方法是制定标准化的流程和核查表（见附件）。

评估患者和检查ECMO机器是关键。

病房的环境必须整洁有序。

整个过程并不困难，但需考虑每个细节。

医护团队必须随时做好准备、了解情况并接受定期培训。

需要比普通的俯卧位通气流程多一个成员。

这名成员专门负责 ECMO 机器和管路，包括检查流量变化，检查所有管路系统，并保持插管的通畅性。

这名成员与负责气管导管的人同样重要。

通常需要 7 名团队成员配合完成：

- 1 名成员固定气管插管。
- 1 名成员固定 ECMO 管道。
- 患者身体两侧各 2 名成员。
- 1 名成员负责清洁床垫，整理床单、安全帽和反射镜（如果需要的话），以及固定凝胶贴。

7.2.1　材料准备

气管插管患者：

- 半管状的凝胶头枕或小凝胶垫。根据解剖结构，可以使用特殊的安全帽。
- 胸部凝胶垫（或根据患者的胸廓形状选择两个凝胶块）。

气管切开的患者：

- 俯卧位 1 个小时前打开有反光镜的安全帽和泡沫敷料的包装。
- 胸部凝胶状胸垫可根据患者的身高调整床的长短。泡沫敷料必须放在合适的位置以避免腿的错误摆放。

准备电极片、清洁床单、抹布和床表面清洁剂，以及保护垫。

可能需要水胶体敷料来保护皮肤免受医疗器械的伤害，如 ECMO 管路。

7.2.2　患者

- 卫生
  - 患者在实施俯卧位通气前排空尿液。
  - 俯卧位通气后擦洗后背。
- 消化
  - 检查鼻胃管是否通畅并标记。
  - 固定好胃管。
  - 翻身过程中停止肠内营养，堵塞鼻胃管。
  - 保持缓慢的肠内喂养：500～1 000ml/d。
- 眼睛
  - 常规护理。
  - 涂抹大量的维生素 A 眼霜。
  - 在上眼睑水平贴一条胶带。
- 耳鼻喉
  - 吸引鼻子和嘴里的分泌物。

  - 口腔护理。
  - 将固定气管插管的系带放置在患者脸颊上，并且不与床垫接触。
  - 检查固定气管插管的系带与胶布的情况（配合胶带固定可松解系带，避免皮肤损伤，特别是因嘴角水肿引起的皮肤损伤）。
- 支气管
  - 保护性吸痰装备。
  - 操作前先吸痰。
  - 检查气囊压（30～35cmH_2O）。
- 皮肤
  - 评估皮肤状况，填写皮肤损伤表。
  - 使用水胶体敷料，避免导管与皮肤、尿管与睾丸接触。
  - 不要广泛地使用水胶体敷料。如有需要，将其放置在受损的皮肤和突出的身体部位。
- 设备
  - 确定儿茶酚胺的种类。
  - 如有必要，延长输液管路。患者的身体下方不应该压有管道。
  - 检查敷料。
  - ECMO 套管敷料需要在 24 小时之内完成。
  - 俯卧位操作前开始输注儿茶酚胺。
  - 输液管路放置在合适的位置，避免干扰操作。
  - 检查每根导管的长度，确保胸腔引流管通畅。检查每个引流瓶，并将它们放在床尾。
  - 将动脉导管置于床尾。
- 泌尿
  - 排空尿液。
  - 检查导尿管位置，确保导尿管没有扭曲并不会对患者造成伤害。
  - 尿袋放置在合适的位置以免影响俯卧位安置。
- 医疗处理
  - 在调整 FiO_2 前查动脉血气。
  - 在移动患者前将 FiO_2 调节至 100%。
  - 确保深度镇静（RASS-5），通常会使用肌肉松弛药物。

7.2.3 俯卧位通气操作

- 隔离衣，非无菌手套，符合患者的隔离措施。
- 选取能承受“最大压力”的病床。
- 移除动脉导管以外的所有电极片和导线。
- 如果需要泡沫敷料和/或头盔，将胃管和气管导管穿过开口处。
- 如果必须断开呼吸机，不要忘记闭合气管导管（例如，为将头盔放置在正确的位置）。
- 将患者抬至床的一侧，呼吸机的对面。
- 将患者置于侧卧位。
- 清洁床垫，铺上干净的床单。在口腔下方放一张保护性隔单。

- 俯卧患者。小心地移动他的手臂(有脱臼的危险,特别是在使用肌肉松弛药物时)。
- 放置支撑胸部凝胶垫。
- 移除床的“最大压力”。
- 检查头部在头盔中的位置,安置反光镜或头枕。

7.2.4　俯卧位通气患者的检查清单

- 眼睛不受压。
- 耳朵不要翻折。
- 胃管和气管插管或气管切开,放置在合适的位置。
- 将气囊和声门下吸引放在可触及的位置。
- 吸痰并检查气道通畅性。
- 重新安置监护(饱和度和 ECG)。
- 手臂沿着身体的两侧,手掌向上。
- 调整床的长度。
- 固定导管和引流管,检查血管通路的通畅性。将 ECMO 管路固定到床上。
- 在男性生殖器上放置一个水囊。
- 调节 FiO_2 设置。
- 检查可能导致皮肤损伤的物体。
- 将床头抬高 20°,头高脚低位。
- 开始肠内喂养。

7.2.5　护理人员在俯卧位通气中的监测

- 呼吸的监测:
  - 1 小时后查动脉血气分析,并且每 6 小时监测一次。
  - 检查气管插管或者气切导管的通畅性。
  - 按需吸痰。
- 评估皮肤情况:
  - 如果面部皮肤水肿、松弛,每 2 小时检查气管导管固定处的皮肤情况。
  - 检查嘴巴是否闭合。
  - 检查耳朵是否折叠受压。
  - 每 2h 小时按摩受压部位(肘部、膝盖、脸、髂骨)。
  - 若出现持续性发红,可用水胶体敷料保护。
  - 整理床单上的褶皱。避免在患者身下使用护理垫,因其可造成皮肤浸渍。
- 检查胃肠耐受性
  - 没有呕吐,没有反流。
  - 检查胃排空情况。
- 设备
  - 检查引流管,各管路、血管通路的分布和固定情况。
  - 检查 ECMO 参数。

7.3 可追溯性

可追溯性是护士职责的一部分。

俯卧位期间的记录包括：

- 俯卧位前后的重要生命体征。
- 俯卧位的次数。
- 起始时间和结束时间。
- 操作过程中遇到的问题。
- 呼吸机设置。
- ECMO 设置。
- 仔细填写皮肤损伤的部位。

7.4 结论

VV-ECMO 患者行俯卧位通气，需增加护理人员的数量，并大大增加工作量，所以需要一个大的团队配合。团队必须经验丰富，并且使用标准化流程。同时需要大量的实践去优化这些流程。

要点：

- 培训和实践流程。
- 组织和协调。
- 懂得如何避免不良反应。
- 皮肤保护的反馈：最好的保护是频繁的按摩和检查皮肤受压的部位。

参考文献

1. Galiatsou E et al. Prone position augments recruitment and prevents alveolar overinflation in acute lung injury. Am J Respir Crit Care Med. 2006;15:187–97.
2. Zapol WM et al. Extracorporeal membrane oxygenation in severe acute respiratory failure. A randomized prospective study. JAMA. 1979;242:2193–6.
3. Morris AH et al. Randomized clinical trial of pressure-controlled inverse ratio ventilation and extracorporeal CO_2 removal for adult respiratory distress syndrome. Am J Respir Crit Care Med. 1994;149:295–305.
4. Peek GJ et al. Randomised controlled trial and parallel economic evaluation of conventional ventilatory support versus extracorporeal membrane oxygenation for severe adult respiratory failure (CESAR). Health Technol Assess. 2010;14(35):1–46.
5. Pham T et al. Extracorporeal membrane oxygenation for pandemic influenza A(H1N1)-induced acute respiratory distress syndrome: a cohort study and propensity-matched analysis. Am J Respir Crit Care Med. 2013;187:276–85.
6. Richard C, et al. Extracorporeal life support for patients with acute respiratory distress syndrome (adult and paediatric). Consensus conference organized by the French Intensive Care Society. Réanimation. 2013;22:S548–S566.
7. Guerin C et al. Prone positioning in severe acute respiratory distress syndrome. N Engl J Med. 2013;368:2159–68.
8. Otterspoor LC et al. Prolonged use of extracorporeal membrane oxygenation combined with prone positioning in patients with acute respiratory distress syndrome and invasive Aspergillosis. Perfusion. 2012;27:335–7.

9. Kimmoun A et al. Prone positioning use to hasten veno-venous ECMO weaning in ARDS. Intensive Care Med. 2013;39:1877–9.
10. Kimmoun A et al. Prolonged prone positioning under VV-ECMO is safe and improves oxygenation and respiratory compliance. Ann Intensive Care. 2015;5:35.
11. Kipping V et al. Prone position during ECMO is safe and improves oxygenation. Int J Artif Organs. 2013;36:821–32.
12. Guervilly C et al. Prone positioning during veno-venous extracorporeal membrane oxygenation for severe acute respiratory distress syndrome in adults. Minerva Anestesiol. 2014;36:307–13.

第8章
ECMO患者的转运

Anne-Clémence Jehanno, Charles-Henri David, Alicia Mirabel, and Guillaume Lebreton

转运ECMO患者需要有组织性和特殊支持。移动ECMO患者风险很高，必须特别对待。体外循环治疗师在转运过程中至关重要，其负责保障机器正常运转及患者的安全。充分准备和遵守合理的流程和规则可最大程度保障患者的安全。

8.1 所有转运共同的注意事项

转运ECMO患者是有风险的，因此必须由一个至少3人的专业团队完成，至少包括1名医生和1名体外循环治疗师。

在转运ECMO患者之前，必须知道穿刺置管的方法和使用的泵的类型。还必须确保ECMO导管已缝在患者身上，如有必要，应重新缝合。并且，需要确保在运输过程中有足够的氧气和电力。

用氧气瓶给ECMO供氧适用于任何类型的ECMO。连接ECMO的氧气罐应当专用于ECMO，不能给转运呼吸机供氧。首先，按照空氧混合器的流量设定氧气瓶氧气的流量（如空氧混合器：FiO_2 60%；气流4L/min；氧气瓶气流设置为4L/min；氧气瓶气流的FiO_2是100%）。然后将氧合器的供氧管与空氧混合器断开，将其连接到氧气瓶上。必须确保供氧管没有扭曲，确保ECMO回路有充足的氧气供应。然后可以断开墙壁空气/氧气管路。在输送过程中，必须将氧气罐固定在ECMO小车上、担架上或床上，以免膜的氧气断供。

大多数ECMO主机都有充足的蓄电（30分钟到几个小时）。然而，随着时间的推移，这些电池的蓄电有时会减少。因此，为了保证电池的电量，必须在最后一刻才切断电源。因此，有必要在检查室或救护车备一根长的电源线。最后，在运输过程中必须有备用泵。电磁泵（大多数ECMO泵）的备用泵是手摇泵；其他泵（电磁悬浮泵），在转运过程中必须有备用泵或电池。

每个ECMO患者的转运都需要持续血流动力学监测，尤其是血压和氧饱和度监测。事实上，ECMO的参数只是血流动力学监测的一部分。除了ECMO的参数（速度、血流量），患者的生命体征——脉搏、平均动脉压（MAP）和氧饱和度，必须始终可见。

最后，为任何ECMO回路中的突发事件做好准备，能够应对并发症（反流、宕机、脱管）——就像处理所有在重症监护中接受ECMO治疗的患者那样，在任何转移过程中都必须配备两个管道钳。

8.2　院内转运

ECMO 患者的治疗过程中通常需要辅助检查（CT、血管造影）或转入手术室。这些转运往往很繁琐，如果不遵守转运规则，可能会发生许多意外。

如果 ECMO 的泵是为运输而设计的，那么转运就会更简便。在任何情况下，灌注师都位于患者的床和 ECMO 转运车之间，以确保 ECMO 回路和泵的安全，并避免 ECMO 回路上的任何拉扯。一般运转的速度很慢，陪同患者的医护人员必须听从于体外循环治疗师，做好随时停止移动的准备。体外循环治疗师和麻醉师一定要保持密切的沟通。在转运过程中，一定要预先呼叫电梯和使门处于开放状态，必须清除任何可能阻碍转运的物体（手推车、担架）。

到达手术室或检查室后，需立即将 ECMO 主机连接电源，氧气管路重新连接墙壁氧源（如无壁氧，请检查氧气瓶）。将患者转移到手术台或检查台上应该是“一体”的：体外循环治疗师固定导管和 ECMO 管路，并发出与“头部”一致的搬动信号，头部气管插管的固定也十分重要。管路和导管应该可见，以避免扭结，牵拉或脱出。移开转运床时，每个人都必须保持警惕，避免任何事故的发生。

在检查或干预过程中，主机和 ECMO 回路必须跟随患者的运动而移动（如果可能，最好将其放在检查台上），整个过程最好有体外循环治疗师在场。在检查 / 干预期间，监测参数和 ECMO 随时可见，必须可以随时调整患者 ECMO 机器或患者插管部位。

返回时，采取与上述相同的措施。回到病房，重新连接电源（确保电池断路器没有被激活），空气 / 氧气混合器的氧气供应连接到墙壁氧源上，并按照上文的描述进行调整。也有必要在每次患者移动后，确保导管没有移位，牢固地固定，并且转移并没有引起任何出血。

8.3　院外转运

院外转运必须遵守上述规则。转运的主要特点是持续时间较长，因此需要更充足的准备（电力、氧气、监测、团队、药物），并在有限的空间内进行调整。因此，转运必须由经过培训的专业团队进行，以避免任何事故的风险。

关于电力供应，有几件重要的事情需要考虑。首先，必须知晓 ECMO 泵及其电源（救护车、飞机、直升机、发电机、电池）的电气特性，确定可以兼容。有些 ECMO 的泵可以兼容不同的电压，有些则不能。电源输出还可能根据车辆和转运阶段（停车、滑行、起飞）而变化。因此，当车辆停止时，电源可能无法使用，或者只能保证基本供应，而不能保证更高的负荷。还必须考虑插头的类型。

在监测方面，持续监测有创血压、血氧饱和度和心电图是很重要的。

根据所使用的交通工具，需要考虑一些特殊的情况。

8.3.1　救护车

救护车空间有限，每个设备（电动推泵、呼吸机、ECMO 主机、监护仪）都必须安装好，妥善稳定，方便使用。若气管插管患者体格大或者肥胖，则需适当的延长导管几厘米

(30～40cm)。这样，就避免了牵拉和撕扯回输管的风险。这样，ECMO 主机的安装就会更方便和更安全。

在安装方面，根据所使用的设备考虑两种配置。如果泵和氧合器是一体的(CARDIO-HELP®)，主机可以放置在患者的两腿之间(图 8.1)，也可以放置在运输架上。在其他情况下，也可以考虑通过关节杆将氧合器和主机固定在担架上(见图 8.1)。在后一种配置中，ECMO 主机固定牢固，在整个转运过程中，ECMO 主机、ECMO 管路、导管和整个回路中都可见，且方便调整。

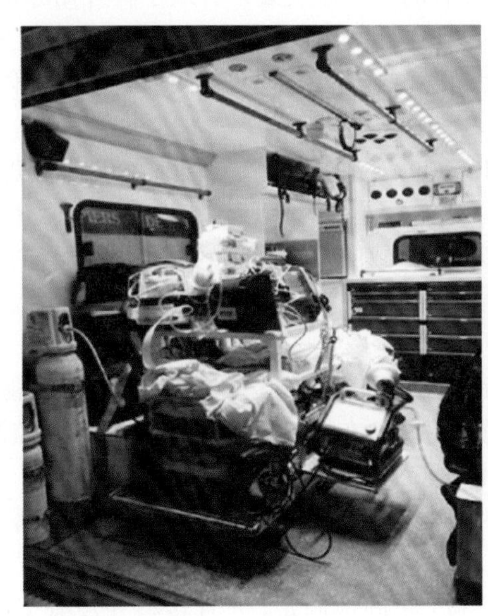
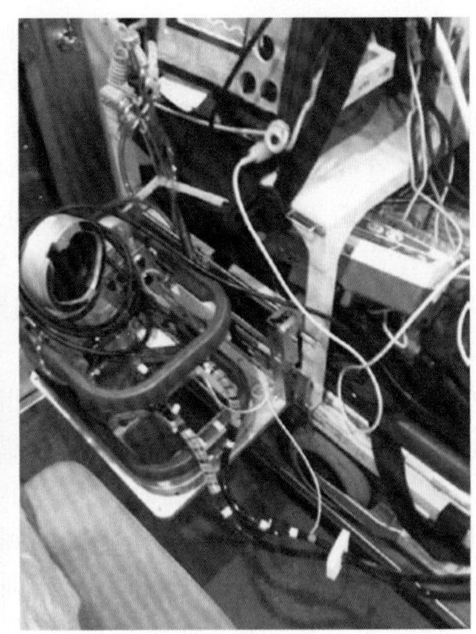

图 8.1 使用救护车进行 ECMO 转运

应慢慢将患者转移到急救车上，所有参与人员各司其职。一旦担架进入救护车，必须尽快重新接上电源。大多数情况下，电力供应是在转运过程中可用，但车辆停止时可能不可用。患者复苏所需的设备(呼吸机、推泵)也需接上电源和妥善固定。但是，必须确保车辆输出的电力足以供应所有这些设备和 ECMO。必要时使用不同的插座。

为了防止运输过程中的任何意外，包括对 ECMO 设备的冲击，应该平稳驾驶。作为一个有风险的转移，转运过程应当安全、顺利，最好不要有延误。根据我们的经验，在这方面，最好还是呼叫警用摩托车护送。

8.3.2 直升机

用直升机转运 ECMO 患者需要紧凑、稳定和有序的安排。直升机上可用的空间非常有限，取决于负载重量和直升机的大小，通常只允许 2～3 个医护人员陪同。

所使用的材料必须可用于空中转运。可能需要准备与 ECMO 机器配套的航空型电源连接。如果设备不能用于空运，ECMO 主机可能无法连接直升机的供电，无法保证主机和泵的运转。主动脉球囊反搏不能用于空中转运。

在飞机上，必须遵守安全限制。飞行员帮助和支持团队，必须尊重他们的指示。飞机上的空间是非常有限的，所以只携带必须使用的设备。

8.3.2.1　直升机担架转移

与救护车转运不同的是，并不是患者使用的所有设备以及复苏所需的设备都需要安装在飞机上。安装必须周密和严格。ECMO 主机可放置在患者的两腿之间，紧急手动曲柄与之相连，体外循环治疗师保管 Weiss 钳。

ECMO 管路需要沿着患者的腿部固定，这样安装和固定占据的空间尽可能小（图 8.2）。

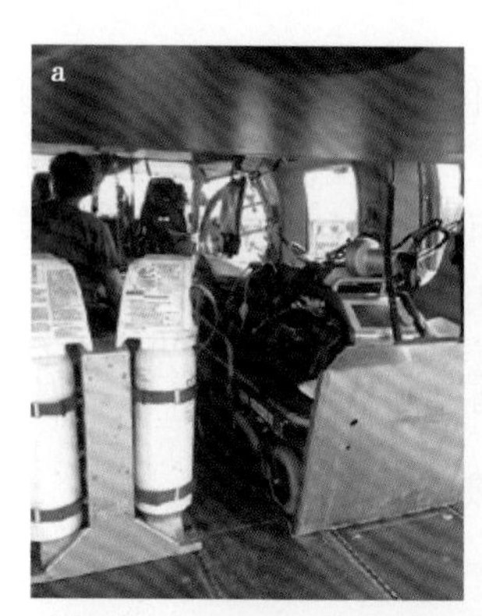

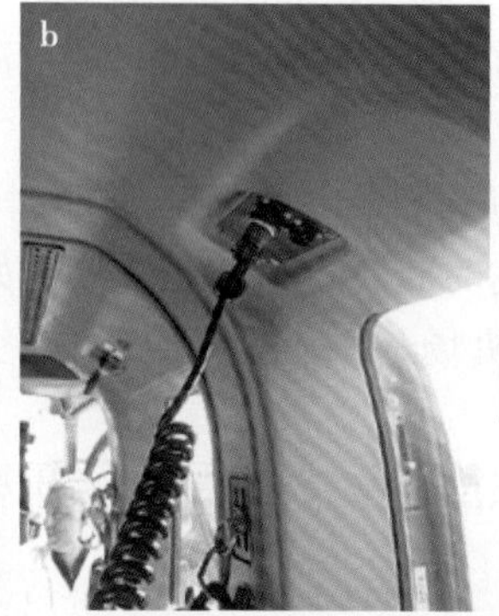

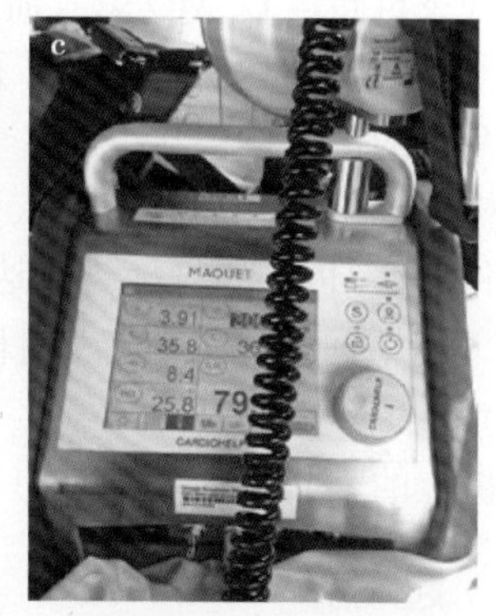

图 8.2　直升机 ECMO 运输。(a)供氧；(b)供电；(c)患者两腿之间的 ECMO 主机

体外循环治疗师必须随时保持警惕，防止任何设备干扰 ECMO 的正常运转。ECMO 回路上不能放任何东西。必须确保导管不受压，以防止引流或者回流不畅。

所有院间转运必须严密监测，患者的生命体征需与其他转运方式一致。患者在转运过程中的所有参数均随时可见及可控。注射器必须触手可及，需保证转运过程中有充足的药物。

确保放置在担架上的所有设备妥善固定，以免在转运过程中掉落至患者身上或 ECMO 主机上。

体外循环治疗师必须测算氧气的用量，并协助做好相应的准备；必须携带正确数量的氧气瓶。

ECMO 主机的电源在离开病房前的最后一刻断开。

8.3.2.2　起飞前

我们需要通知接收 ECMO 患者的医院，如果有必要，最好有一个救护车团队在跑道上等待即将到来的团队。预计直升机的到达时间是很必要的，因为机上人员无法跟地面上的人联系。

体外循环治疗师检查在登机时是否有出血，并检查辅助装备。

8.3.2.3　在飞行过程中

无线电耳机允许飞行员和机上医疗队进行沟通。在飞行中耗氧量增加，因此监测氧气罐内气量很重要。周围的噪声干扰仪器警报声；因此，有必要对每个设备进行可视化监控。我们必须保持警惕。

8.3.2.4 从直升机内转出

首先必须重新检查复苏装置和 ECMO 主机的所有参数。断开飞机 ECMO 电源插头并放在一边。从直升机上慢慢下来，所有人员各司其职。患者转移到复苏病房后，妥善安置。尽快把担架送回直升机上，以免不必要地占用资源。

8.3.3 飞机

通过飞机转运 ECMO 患者需要精心准备和组织[1]。

在通过飞机转运之前，必须了解航空要求，如航空批准、机上安全说明和技术要求，如重量和允许的最大体积。

登机前会向飞行员和空勤人员介绍，以便在需要时辨认每一个人。重要的是要知道飞行时间和高度，以便更好地为到达时和飞行期间的需要做好协调准备。

在飞机期间和到达时（民用机场、军用机场、货运或空投区），必须预先准备好氧气和电力。

飞机上的空间很有限，所以只应该携带对转运至关重要的装置。

8.3.3.1 起飞前

检查不同设备之间的兼容性是很重要的。

飞机上的电力可能因型号不同而不同（美国插座，航空插座）。电压和功率也可能不同。因此，在安装之前评估需求是很重要的。在起飞和降落时，可能会断电。在起飞和降落的阶段，ECMO 的供电必须保证，可以携带延长线和外部电池。

飞行过程中的供氧必须采用航空供氧。

为了保证 ECMO 单独供氧，ECMO 和呼吸机的氧源应当分开。

8.3.3.2 安置患者

首先，ECMO 控制台必须捆扎固定，并且医生和体外循环治疗师始终可以看到控制屏幕。管道、夹子、紧急手动曲柄和泵必须一直处于备用状态。

患者必须约束在担架上，可以用保温毯盖住患者和导管。为了监测是否出血、压力或发生扭结，插管部位应始终可见并可处置。

在飞行中，药物必须数量充足，注射器装满（镇静剂，儿茶酚胺类药物）。静脉通路的安置应当简便、清晰，每条静脉通路都需要明确。

转运患者所需要的监护应包括心电监护、有创动脉血压和氧饱和度。

医生应当与监测仪、静脉路线和药物一同在患者的头部。

ECMO 团队（体外循环治疗师 / 外科医生）和 ECMO 主机、钳子、手摇泵和急救箱一起，在患者脚边。

患者妥善安置之后，ECMO 团队下达起飞指令。

必须认识到，在飞行过程中什么也做不了：能做的非常有限。

8.3.3.3 飞行过程中

着陆和起飞阶段至关重要，需要最高警惕。由于飞机的速度很高，有反流的风险。物体的坠落也可能妨碍设备的正常运行或造成患者受伤。避免携带不必要的物品和对患者的干预，以免破坏设备或患者的稳定。

气管内插管的球囊应用盐水填充，以减少气囊内的压力变化引起自发性拔管。在飞行中要经常检查气管插管。

在飞行过程中，必须记录所有的监测参数。

起飞和降落的距离必须尽可能长和平稳。

海拔对患者几乎没有影响。它可以引起温度变化：海拔越高，温度越低，反之亦然。为了在飞行过程中控制患者的体温，可以盖住或暴露 ECMO 管路[2]。

8.3.3.4　飞行结束后

一旦电源可用（扩展电源、外部电池），就可以从飞机上断开电源。

剩余的氧气罐供应必须确定。请记住，在飞机降落和到达后，尤其需要保持警惕，因为此时发生事故的风险增加。

当患者到达重症监护时，患者的转运才完成。

8.4　在重症监护病房的安置

将患者转运到病床上，需要经过将患者从担架转移到救护车上（与转移到担架上相反的过程）。

重要的是在转运期间要检查 ECMO 套管和管路妥善固定且没有出血。

将患者安置在重症监护病床后，ECMO 主机和膜肺必须安装在专用的、稳定的、坚固的、可移动的工作台上。手摇柄和 Weiss 钳也安装在小车上。重新接上电源。氧气供应接墙壁氧源，并使用 Sechrist® 空气 / 氧气混合器（图 8.3）。

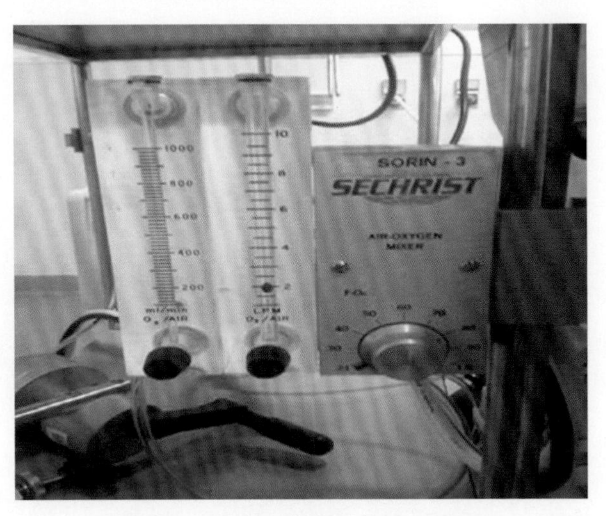

图 8.3　Sechrist® 空气 / 氧气混合器

在护士和医生的陪同下，体外循环治疗师合理安置 ECMO 工作台的位置。最后，体外循环治疗师设置合适的报警。

参考文献

1. Roger D et al. Transfert interhospitalier sous assistance circulatoire extracorporelle (ECMO): l'expérience martiniquaise. Annales Françaises d'Anesthésie et de Réanimation. 2013;32(5):307–14.
2. Sangalli F, Patroniti N, Pesenti A. ECMO-extracorporeal life support in adults. Milan: Springer; 2014.

第 9 章

VA-ECMO 的撤机

Nicolas Brechot

对于如何实施静脉 - 动脉体外膜肺氧合（VA-ECMO）撤机，不同 ECMO 中心尚无共识。儿茶酚胺输注剂量降低，脉搏动脉压恢复和超声心动图评估心肌功能改善，可能表明 ECMO 可以撤除，但需进行撤机试验。目前仅有一篇文献提出，每日在 15 分钟内短暂降低 ECMO 血流至 1L/min，若血流动力学稳定且超声心动图参数为主动脉速度时间积分（反映心输出量）> 12cm、左心室射血分数 > 20% 和二尖瓣环的 S′ 波 > 6cm/s，可以作为撤机成功的指征[1]。随后可根据各中心情况，在患者床边或手术室内移除 ECMO 管路。

右心室功能障碍患者能否成功脱机难以预测。事实上，低 ECMO 血流支持下，右心室功能衰竭的症状难以发现，使前文描述的指征不适合预测脱机是否成功，而右心室功能衰竭可以发生在 ECMO 撤机数小时后。在这种情况下，ECMO 血流量应在 10 日左右内逐渐降低，直到流量减至 1.5～2L/min。ECMO 撤机主要取决于：①根据原发病预测右心室功能障碍的临床进程（原发移植物功能障碍通常需要几日时间，缺血时进展更快且不确定性更大）；②流速为 1L/min 的 15 分钟撤机试验中，右心室的形态和收缩力；③20 分钟的夹闭试验中右心室形态和收缩力。

ECMO 撤机之前，必须评估呼吸功能。因初期多器官功能衰竭，大部分接受 VA-ECMO 辅助的患者发生 ARDS。VA-ECMO 时不能关闭氧气流量（和 VV-ECMO 类似）这会导致动 - 静脉分流。撤机试验包括重新实施标准机械通气（潮气量为 6ml/kg 理想体重）和减少 ECMO 对肺的辅助：将气流量降低到约 2L/min，ECMO 的 FiO_2 降低至 <50%，评估肺顺应性和氧合。在此方案下呼吸不稳定的患者（平台压升高，氧合下降）需要从 VA-ECMO 切换为 VV-ECMO。可保留引血管路，于右侧颈内静脉放置额外的回血管路，同时移除动脉插管。

下面介绍指导 VA-ECMO 撤机流程：撤除 VA-ECMO 的标准

- 可接受的心功能和血管活性药物剂量

同时撤除循环支持（第一步）和膜肺支持（第二步）。

第一步：撤除循环支持

两种方法：

1. 逐步降低体外血流量

   (a) 当血流减少时，监测血流动力学、升压药剂量、心功能和心输出量（通过超声心动图）、动脉血气、表示重要脏器功能的实验室指标（如 B 型尿钠肽、肌酐）。根据临床表现决定超声心动图和血液检查的频率。安全的最低血流量因管路大小和抗凝水平而异；建议维持管路内血流速≥1L/min。

（b）如果血流动力学、血管活性药物剂量、心功能、重要脏器灌注在最低血流量仍是可接受的，则准备撤除膜肺支持（第三步）。

（c）如果血流动力学不稳定，恢复之前的血流速，并进一步优化血流动力学。

2. 每日短暂性减少 ECMO 血流量

（a）将 ECMO 血流量降低到 1L/min，持续 10～15 分钟，并监测血流动力学和超声心动图。若血流动力学稳定，包括 LVEF>20%、主动脉 VTI> 12cm、二尖瓣环的 S′ 波 > 6cm/s，则撤机成功可能性大[1，2]。

（b）如果达到临床和超声心动图标准，检查患者是否可以撤除呼吸支持（第三步）。

（c）如果未达标，则根据主动脉 TVI 将血流量重新增加至可接受的最低水平，维持血流量高于 2.5L/min，防止回路凝血。

第二种方法可能加快撤机过程。但不适用于右心室功能衰竭的患者。右心室衰竭可因血流量减低而延迟出现，因而不易发现。

第二步：停止膜肺支持

逐步减少 FDO_2 和氧流量：

1. 逐步减少膜肺氧浓度（FDO_2）（如：20% 幅度）以维持氧合。

2. 逐步减少氧气流量，同时增加潮气量和 / 或呼吸频率，以维持机械通气。撤除 VA-ECMO 时，为避免形成低氧合的右向左分流，不应关闭氧气流量。

3. 每次 FDO_2 和氧气流量降低后，取右上肢动脉血气分析，尽量远离 ECMO 血流。

4. 如果气体交换不足，恢复之前的 ECMO 设置并进一步优化呼吸状态。

第三步：准备撤除膜肺支持的标准

如果常规保护性机械通气（氧合指数 > 150 和平台压 < 26cmH_2O，潮气量 6ml/kg，理想体重），同时膜肺支持（FiO_2 < 50% 和氧气流量为 2L/min）最低时，患者仍能维持足够的氧合和正常二氧化碳分压，则可撤除 ECMO 膜肺支持。撤除 VA-ECMO 时，为避免形成低氧合的右向左分流，不应关闭氧气流量。

第四步：移除管路

- 达到撤除 ECMO 循环支持（第一步）和膜肺支持标准（第三步），建议移除管路。
- 如果仅达到撤除 ECMO 循环支持（第一步）标准而不能撤除膜肺支持（第三步），考虑转换为 VV-ECMO。

参考文献

1. Aissaoui N, Luyt CE, Leprince P, Trouillet JL, Leger P, et al. Predictors of successful extracorporeal membrane oxygenation (ECMO) weaning after assistance for refractory cardiogenic shock. Intensive Care Med. 2011;37:1738–45.
2. Aissaoui N, El-Banayosy A, Combes A. How to wean a patient from veno-arterial extracorporeal membrane oxygenation. Intensive Care Med. 2015;41:902–5.

第 10 章

VV-ECMO 的撤机

Matthieu Schmidt

重度急性呼吸窘迫综合征，静脉 - 静脉体外膜肺氧合（VV-ECMO）的支持时间往往较长。但 VV-ECMO 撤机流程非常简单，使临床医生能够尽快在床边进行试验。

10.1 重度 ARDS 患者 VV-ECMO 支持时间

最近的一项纳入 140 名患者的多中心回顾性研究中，90 例（64%）患者成功转出 ICU[1]。ICU 内死亡原因包括：多器官功能衰竭（28 例）、感染性休克（18 例）、失血性休克（6 例）、颅内出血（4 例）和脑缺氧后遗症（4 例）。值得注意的是，ECMO 和机械通气的平均时间分别为 15（8～30）天和 40（23～68）天，平均住院时间为 65（39～111）天。此外，25% 的存活患者接受超过 1 个月的 ECMO 支持。类似的，2001 年至 2006 年在英国进行的评估传统机械通气或 ECMO 治疗严重成人呼吸衰竭疗效（Conventional Ventilation or ECMO for Severe Adult Respiratory Failure，CESAR）的试验中，患者转移到可进行 ECMO 治疗的单中心（Glenfeld，Leicester），其他患者随机分配至指定的治疗中心进行常规治疗，ECMO 平均支持时间为 10（4.8～22.8）天[2]。最近的一项持续 13 年，研究 2 355 名因呼吸衰竭接受 ECMO 治疗的患者中，1 338（57%）名院内存活患者接受平均 170（105～280）小时 ECMO 治疗[3]。在甲型流感（H1N1）流行期间，澳大利亚和新西兰合作组织首次报告了他们使用 ECMO 的经验[4]。尽管在启动 ECMO 时病情已十分严重（平均氧合指数为 56mmHg、呼气末正压为 18cm H_2O、肺损伤指数为 3.8），但 68 例接受 ECMO 治疗患者死亡率仅为 25%。ECMO 平均治疗时间为 10（7～15）天。另有报道 1 名溺水患者成功接受了长达 117 天的 ECMO 支持后现已开始后期康复[5]。

10.2 临床医生应在何时考虑撤除 VV-ECMO？

某些接受 ECMO 治疗的呼吸衰竭患者可以不需要有创机械通气。必须强调的是，即使有足够的气体交换，并非所有接受 ECMO 治疗的呼吸衰竭患者都可以拔除气管内插管。事实上，目前的临床实践表明，只有在经验丰富的 ECMO 中心，少数特殊患者可不需机械通气[6]。大多数情况下，尤其是重度 ARDS，ECMO 撤机早于机械通气。

根据 2013 年 ELSO 指南，当 ECMO 支持低于 30% 肺功能时，可能撤除 ECMO，但需进行撤机试验[6]。但床旁评估此类仍需 ECMO 支持时的肺功能不太容易。肺恢复的征象通常是 ECMO 血流量和氧气流量降低，仍能维持 SaO_2 和 $PaCO_2$、胸部影像学改善和潮气量增加。换句话说，当肺功能恢复至中度正压通气时仍能充分通气，应撤除 ECMO。

10.3 如何进行 VV-ECMO 撤机试验？

完整流程详见表 10.1。事实上 VV-ECMO 的撤机试验非常简单。在足够的心功能支持下，只需要检测肺的气体交换功能。在低血流量时关闭氧气流量后，监测患者的 SaO_2 和 $PaCO_2$。

呼吸机通常设置为中等水平的机械支持（即潮气量 6ml/kg，平台压 <30cmH_2O，PEEP 5～12cmH_2O，FiO_2<0.6）[7]。和 CESAR 试验类似，该实验撤机标准为吸气峰压 <30cmH_2O 和 FiO_2 <60%[2]。ECMO 抢救重度 ARDS 肺损伤患者（ECMO to rescue lung injury in severe ARDS，EOLIA）试验中，撤机标准为患者在 ECMO 支持下以 BIPAP/APRV 模式通气时，PEEP >12cmH_2O，压力高限在 23～24cmH_2O[8]。当驱动压可产生 >200mL 潮气量为时，可以进行撤机试验。如果①PaO_2 为 >60mmHg、SaO2 >90%、呼吸机 FiO_2 <60%、吸气平台压力 <30cmH_2O，且②超声心动图显示至少 1～12 小时内无急性肺心病迹象，则可撤除 ECMO。

撤机试验过程中，注意避免 ECMO 血流量 <2L/min，以降低管路血栓形成的风险。关闭氧气流量，维持正常的血流量可避免管路内血栓形成，同时可以观察患者无 ECMO 支持的呼吸情况。在大多数情况下，停用全身抗凝 1 小时后，可直接拔除 ECMO 导管而不需要手术修补血管，只需局部按压 30 分钟。拔除导管时，患者应保持头低脚高位，并使用短效的肌肉松弛剂或保持 Valsava 动作已降低空气栓塞的风险。移除管路常规静脉多普勒超声检查穿刺血管，观察有无深静脉血栓形成。ECMO 后深静脉血栓发生率大约为每日 8.1/1 000 插管[9]。

表 10.1 VV-ECMO 撤机试验

ECMO 和呼吸机设置
设置中等支持水平的机械通气（即潮气量 6ml/kg，平台压力 <30cmH_2O，PEEP 5～12cmH_2O，FiO_2<0.6）
维持 ECMO 血流量为 >2L/min
关闭 ECMO 氧气流量
监测 SaO_2 和 $PaCO_2$
维持超过 6 小时
成功的标准
PaO_2>60mmHg、SaO_2 > 90%、呼吸机 FiO_2 <60%、吸气平台压 <30cmH_2O
超声心动图无显示急性肺心病的征象
持续 1～12 小时
拔除 ECMO 插管流程
停用抗凝 1 小时
保持患者处于头低脚高位，使用短效肌肉松弛剂
拔除 ECMO 插管，局部加压 30 分钟
移除插管后常规静脉多普勒超声检查血管的情况

参考文献

1. Schmidt M, Zogheib E, Roze H, Repesse X, Lebreton G, Luyt CE, et al. The PRESERVE mortality risk score and analysis of long-term outcomes after extracorporeal membrane oxygenation for severe acute respiratory distress syndrome. Intensive Care Med. 2013;39(10):1704–13.
2. Peek GJ, Mugford M, Tiruvoipati R, Wilson A, Allen E, Thalanany MM, et al. Efficacy and economic assessment of conventional ventilatory support versus extracorporeal membrane oxygenation for severe adult respiratory failure (CESAR): a multicentre randomised controlled trial. Lancet. 2009;374(9698):1351–63.
3. Schmidt M, Bailey M, Sheldrake J, Hodgson C, Aubron C, Rycus PT, et al. Predicting survival after extracorporeal membrane oxygenation for severe acute respiratory failure. The Respiratory Extracorporeal Membrane Oxygenation Survival Prediction (RESP) score. Am J Respir Crit Care Med. 2014;189(11):1374–82.
4. Davies A, Jones D, Bailey M, Beca J, Bellomo R, Blackwell N, et al. Extracorporeal membrane oxygenation for 2009 influenza A(H1N1) acute respiratory distress syndrome. JAMA. 2009;302(17):1888–95.
5. Wang CH, Chou CC, Ko WJ, Lee YC. Rescue a drowning patient by prolonged extracorporeal membrane oxygenation support for 117 days. Am J Emerg Med. 2010;28(6):750. e5-7
6. ELSO guidelines for cardiopulmonary extracorporeal life support and patient specific supplements to the ELSO general guidelines, Anne Arbor, MI. http://www.elso.med.umich.edu. 2009.
7. Combes A, Bacchetta M, Brodie D, Muller T, Pellegrino V. Extracorporeal membrane oxygenation for respiratory failure in adults. Current opinion in critical care. 2012;18(1):99–104.
8. Réseau Europeen de Recherche en Ventilation Artificielle (REVA) – Syndrome de Détresse Respiratoire Aiguë lié à la grippe A(H1N1)-2009 Recommandations pour l'assistance respiratoire. http://www.revaweb.org; http://www.revaweb.org. 27 Sept 2009.
9. Cooper E, Burns J, Retter A, Salt G, Camporota L, Meadows CI, et al. Prevalence of venous thrombosis following venovenous extracorporeal membrane oxygenation in patients with severe respiratory failure. Crit Care Med. 2015;43(12):e581–4.

第11章

护士初步培训

Jo Anne Fowles

11.1 简介

监护ECMO患者的护理团队需要专家培训，以确保安全、有效的护理。所有培训都必须得到严格评估和定期再评估。体外生命支持组织（Extracorporeal Life Support Organization，ELSO）提供了宝贵的指导和资源以满足培训和评估需求。

11.2 护理团队

在护理团队中，不同的角色需要特定的培训。大多数ECMO护理模型基于4个级别：

- ECMO协调员。
- ECMO专家。
- 床边护士。
- 医疗保健支持人员。

此外，许多ECMO服务还包括转运服务，护士需履行转运护士的职责（图11.1）。

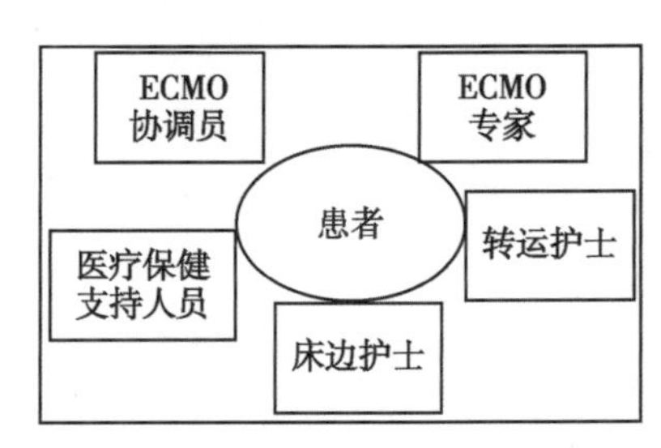

图11.1 ECMO团队中护士的职责

11.3 ECMO协调员

ECMO协调员是ECMO的高级专家，与ECMO主任一起，负责为多学科团队制定和维护指南和标准，他们的职责还包括监督，培训和评估ECMO团队。

11.4 ECMO专家

ELSO将ECMO专家定义为“接受过ECMO培训的技术专家，在接受过ECMO培训的医师的指导和监督下管理ECMO系统和ECMO患者的临床需求”（ELSO红皮书[1]）。

ECMO专家可以来自许多不同的临床背景，包括护士、体外循环治疗师和呼吸治疗师。在本章中，我们只讨论对护士的培训，以达到和保持ECMO专家的资格。

ECMO专家通常是具有在重症监护病房（ICU）工作两年以上经验的高水平护士。他们会证明自己能够在紧张的条件下工作，有决断力，并有出色的沟通技巧。后者至关重要，因为他们是所有患者护理的中心，不仅与多学科临床团队，而且与患者及其家属必须保持有效的沟通。

每个中心都应该有明确 ECMO 专家职责的书面指南和协议。这些职责将涵盖管理体外循环，包括定期监控回路，排除故障，插入回路（如连续性肾脏替代治疗），监测氧合器前后的气体以确保最佳功能，确保导管和回路在患者主动或被动运动期间均安全，并处理回路紧急情况。在一些医疗中心，ECMO 专家的作用已扩大到使用既定的指南管理抗凝和撤机。这些发展提高了干预的及时性，从而改善对患者的护理。ECMO 专家的培训基于为他们提供技能和知识以履行这个职责。

11.4.1　ECMO 专家培训

虽然不同医疗中心由于设备、患者类型和当地实践的不同可能对 ECMO 专家有不同的培训和评估方法，但是大多数将遵循 ELSO 提出的建议，使用 ELSO 出版的《ECMO 专家培训手册》（*ECMO Specialist Training Manual*）[2] 作为指导意见以完善自身的书面指南和协议。

如前文所述，ECMO 专家可以拥有不同的专业背景；每个小组都有特定的需求，在本章中，我们将讨论护理背景的专家的培训和评估。

理想的 ECMO 专家课程将结合教学和实践课程，由临床领域的监督实践以及经验丰富的 ECMO 专家支持。该课程将有明确的宗旨和目标（表 11.1）。表 11.2 显示了一个基于 ELSO 建议的课程大纲示例。

表 11.1　ECMO 专家课程的宗旨和目标

ECMO 专家课程
课程宗旨
完成培训并成功通过测评后，候选人将有资格在 Papworth 医院 NHS 基金会担任 ECMO 专家
课程目标
成功完成本课程后，学生将能够：
理解并证实多学科合作在 ECMO 患者护理中的重要性
证实对体外膜氧合（ECMO）Papworth 医院 ICU 指南的深入了解
区分不同类型的 ECMO 并明确各自的临床适应证
证实具备实际操作能力，包括故障排除、日常监控和应急管理

经英国剑桥 Papworth 医院 NHS 基金会许可转载

大部分课程将由资深 ECMO 临床医师、ECMO 协调员和资深 ECMO 体外循环治疗师讲授。其他专业的高级临床医生应该参与培训计划，例如，放射科医生、血液科医生和微生物学家。涉及其他专业确保广泛理解 ECMO 患者的复杂需求。

完成课程后，ECMO 专家将具备作为专家进行实践的知识和技能。Benner [3] 认为，专家型护士是一个积累了知识和经验的人，对临床情况有一个直观的把握，并能够以高度熟练的方式作出反应。他们对整个情况有深刻的了解，使他们能够以流畅和灵活多变的方式进行工作。对 ECMO 支持的患者的管理是复杂且可能瞬息万变的，需要 ECMO 专家达到这个水平。

表 11.2 ECMO 专家课程的课程大纲

ECMO 专家课程
培训计划
30 小时课堂教学
至少 32 小时的临床实践培训或模拟培训，并保存详细的实践培训日志
确定一位经验丰富的 ECMO 专家作为导师
完成 3 个患者情况的反思性报告
由高级 ECMO 医生和 ECMO 协调员进行 VIVA 评估
ECMO 协调员和高级 ECMO 体外循环治疗师对实践技能进行评估
学习效果
学生将理解并能够讨论：
教学课程：
介绍 ECMO 的历史，类型和适应证，风险和优势，ECMO 准备和当前的研究
疾病的生理学 / 适应证
ECMO 的标准和禁忌证，包括患者选择
凝血生理学包括抗凝治疗
ECMO 设备包括回路和膜生理学
VV-ECMO 和 VA-ECMO 的生理学，包括置管、适应证和并发症
安全转运 ECMO 患者
撤离 ECMO，包括拔管
ECMO 后并发症
伦理和社会问题，包括撤离 ECMO 支持
日常回路和患者管理
ECMO 支持期间的紧急情况和并发症，包括患者和回路紧急情况
实践课程：
熟悉标准 ECMO 回路
识别回路的关键部件和潜在风险
确定标准 ECMO 推车上的必要设备
理解何时需要循环血气分析，演示如何安全获取样本，并解释结果
确定压力监测的位置，识别正常值
解读压力读数并正确处理
了解更换回路元件的程序和指示
理解并演示回路的故障排除
了解回路的日常维护要求
演示连续性肾脏替代治疗的连接和断开

11.4.2 ECMO 专家评估

评估能力可以使用多种方法，无论是在临床领域，课堂，或模拟领域。

评估时需要考虑的三项技能是：

1. 批判性思维（知识）
2. 实践技能

3. 行为技能

评估标准包含在中心的协议和指南中，为 ECMO 专家的客观评估提供框架。

书面或口头考试可以用来评估 ECMO 专家的知识储备。口语考试通常是首选的，因为通过挑战不断发展的情景，能评估专家对病情的理解力、确定优先处理的正确性、决断力和作出相应反应的能力。评估人员通常是高级 ECMO 临床医师和 ECMO 协调员。

实践技能可以在临床领域进行评估，但通常在模拟实验室进行评估。通过这种方式，不仅可以评估常规技能，还可以模拟需要进行故障排除的常见问题，从而对这些重要技能进行评估。

行为技能包括领导素质、团队合作能力、出色的沟通能力和专业精神。寻求多学科小组其他成员的反馈意见来评价 ECMO 专家。模拟涉及整个团队的场景可以用于评估和提高有效的沟通能力和基本的行为技能。

必须定期更新，包括参加多学科会议和每年重新评估技能。

11.5　床边护士

虽然床边护士也可能是 ECMO 专家，但在许多中心，ECMO 专家将监督两名或更多使用 ECMO 的患者，每个患者分配一名床边护士。床边护士虽然不是合格的 ECMO 专家，但仍需要接受培训以确保他们能够进行床边监测并解释观察到的患者病情并将任何疑虑传达给 ECMO 专家。他们没有排除故障或置入体外循环的技能。涵盖上述重要方面的教育将确保安全护理。

床边护士培训和评估

ECMO 中心在培训床边护士的方法上各不相同，一些中心依赖于基于实践经验的学习，另一些中心则采用更结构化的方法。表 11.3 概述了结构化培训方法的一个示例。

表 11.3　床旁护士培训的课程大纲

床边护士培训课程
课堂学习——1 天课程。主题包括：
适应证
类型
风险
职责：床边护士和 ECMO 专家
回路监控：应注意什么，何时通知 ECMO 专家
患者监护
完成工作手册
监督下的临床实践
由临床领域资深 ECMO 专家完成正规评估
强制性年度再评估

无论采用何种方法，床边护士都需要做到以下几点：

- 了解与 ECMO 相关的适应证和风险。

- 了解不同类型的 VV-ECMO、VA-ECMO 等，以及与不同的管道相关的特定风险。
- 基本的回路监控。
- 安全转运和管理患者。
- 使用 ECMO 的即时监控，即 ACT 监控。
- 导管的护理和敷料更换。
- 理解自身角色的局限性和 ECMO 专家的职责。

11.6 医疗保健支持人员

医疗保健支持人员是团队里没有资质的成员，他们协助基本的护理工作，并确保所有的设备都是可用的。虽然对他们的培训不是必要的，但在他们协助任何护理之前，应与他们回顾性讨论 ECMO 的相关风险。

11.7 ECMO 转运护士

在提供服务的中心，包括去其他中心，指挥 ECMO 支持，并将患者转移回 ECMO 中心，需要一个团队接受培训以保证这项任务安全进行。该服务中心各不相同，但许多中心包括 ECMO 医生、ECMO 专家和一个体外循环治疗师负责转运患者。这些 ECMO 专家需要进一步培训，以确保他们具备必要的技能。

ECMO 转运护士培训

转运护士的培训将为以下方面提供技能和知识：

- 协助 ECMO 医生对患者进行置管。
- 使用转运监护仪、呼吸机和其他设备安全转运 ECMO 支持的患者。
- 响应并协助任何患者或回路的紧急情况。
- 在转运过程中监护患者。

如何提供这种培训取决于医疗中心，许多使用团队模拟培训和经验丰富的团队培训护士计划。

参考文献

1. Annich G, Lynch R, et al. ECMO – Extra corporeal cardiopulmonary support in critical care. 4th ed. 2012
2. Short B, Williams L. ECMO specialist training manual. 3rd ed. 2010
3. Benner P. From novice to expert: excellence and power in clinical nursing practice. Prentice Hall Health; 2000.

第 12 章
ECMO 护士的培训与继续教育

Marc A. Priest, Chris Beaty, and Mark Ogino

ECMO 是一种低容量、高风险的操作和治疗方法。完成最初的教育课程后，不断和连续的继续教育和临床能力评估非常重要。为了成功推进 ECMO 继续教育，适当的继续教育基础设施至关重要。

本章将讨论：①基本的医院支持；②人员配备模型；③评估 ECMO 临床能力和质量保证。

12.1 基本医院支持

有组织的医院层面支持是提供高质量 ECMO 护理的必要条件。它需要多学科协作以成功开展一个综合的 ECMO 项目。应该为多学科护理团队确定初始和继续教育标准。医院支持主要包括(但不限于)：

1. 医院行政管理负责人
2. ECMO 指导委员会
3. ECMO 项目主任
4. ECMO 医师
5. ECMO 项目协调员
6. ECMO 专科医生或护士
7. 多学科支持人员

12.1.1 医院行政管理负责人

医院行政部门将参与分配必需型资源，以支持继续教育。非生产时间的行政审批是开展继续教育的关键因素。资源和指定的培训环境是组织业务和资本预算审查过程的一部分。院校必须接受和投资继续教育，以确保 ECMO 团队的效率和能力。

12.1.2 ECMO 指导委员会

ECMO 指导委员会可包括 ECMO 项目主任、ECMO 项目协调员和授权的多学科团队成员。指导委员会的职责包括：制定指导方针和政策以严格把控适应证和禁忌证、ECMO 患者的临床管理、设备维护、终止 ECMO 治疗、ECMO 患者的随访，以及对相关人员进行初始和继续教育[1]。指导委员会需要为年度 ECMO 内部项目评估提供质量保证审查程序。强烈推荐成为体外生命支持组织（ELSO）会员，它是世界上最大的体外支持组织，迄今为止已有超过 61 000 名体外生命支持患者，目前在世界各地有超过 300 个 ECMO 中心[2]。成员机构可以使用 ELSO 注册表及其报告作为其年度质量保证审查的基准。

12.1.3 ECMO 项目主任

ECMO 项目主任是 ECMO 医师，负责中心 ECMO 项目的整体运作[1]。项目主管确保适当的培训和绩效、质量改进，以及 ELSO 数据的验证和提交。目前，ELSO 建议每个机构的 ECMO 项目主任进行 ECMO 医师的资格认证。每个机构的医务人员办公室负责实施和监测其 ECMO 医生对认证指南的遵守情况[1]。有关认证指南的示例，请参见附录 12.1。

12.1.4 ECMO 医师

ECMO 医师可以是接受过专门的 ECMO 培训的重症医生或外科医生，具体根据他们的机构资格认证指南。ECMO 医生应 24 小时随叫随到，以对患者实施 ECMO 抢救。ECMO 项目主任和 ECMO 医师的职责是支持和参与多学科 ECMO 工作人员的继续教育。

12.1.5 ECMO 协调员

ECMO 协调员可以是经验丰富的重症护士，具有较强 ICU 背景的呼吸治疗师或具有 ECMO 经验的体外循环治疗师[3]。ECMO 协调员将对 ECMO 非医师工作人员的监督和培训负有最终责任。ECMO 工作人员的继续教育取决于该机构的护理模式。

12.1.6 ECMO 专家

ECMO 专家是接受 ECMO 培训过的任何护士、呼吸治疗师、临床体外循环治疗师、医生、生物医学工程师或技术人员。ECMO 专家的最初培训包括理论和实践教育方式。有关示例培训指南，请参见附录 12.2。ECMO 专家的主要责任是维持其机构议定书中概述的体外支持。这些职责包括在 ECMO 医生的指导下调整 ECMO 设置，排除设备故障，评估 ECMO 回路，并对 ECMO 紧急事件作出恰当处理[1]。ECMO 专家将比 ECMO 护士有更严格的继续教育要求，因为专家在监测 ECMO 回路和患者方面的要求比较高。

12.1.7 ECMO 护士

ECMO 护士是护理 ECMO 患者的床边护士，负责评估和管理 ECMO 系统。建议有一个 ECMO 专家团队，可以在现场或随叫随到，以管理先进的电路问题和 ECMO 紧急情况。“12.2 人员配置模型”一节描述的多学科护理模式概述了 ECMO 护士的角色和职责。与 ECMO 专家相比，ECMO 护士的继续教育要求根据机构的护理模式进行修改。

12.1.8 多学科支持人员

ECMO 患者的管理需要全面的多学科医疗团队和来自所有组织机构的资源，以优化护理，并尽量减少与体外生命支持相关的潜在并发症。重症监护环境之外的其他专业服务可为病情复杂的 ECMO 患者提供护理。康复专家包括职业、物理、语言和语言治疗对满足 ECMO 患者的多学科需求至关重要[1]。需要血库、放射科和临床实验室的帮助，为 ECMO 患者提供足够的临床护理。

12.2　人员配置模型

12.2.1　传统人员配置模型

继续教育计划将由特定组织内使用的指定工作人员模式决定。传统上，许多新生儿和儿科 ECMO 中心使用 2∶1 的护理模式，由 ECMO 专家来管理 ECMO 泵以及床边护士为患者提供护理。

建议

1. 设备
   (a) 离心泵或滚压泵技术
   (b) 压力监测的多个领域，以评估引血、回流和氧合器压力
   (c) 由团队确定注入端口
2. ECMO 专家的主要职责是监控泵和执行与 ECMO 相关的任务
   (a) 每 4 小时进行一次全面的回路检查
   (b) 按方案滴定气流量和 FiO_2
   (c) 通过调整每个方案的转速来滴定血泵流量
   (d) 根据治疗目标以及患者病情和循环血流动力学对患者进行容量管理
3. ECMO 专家需要识别紧急情况，并在以下情况下执行 ECMO 泵的紧急程序：
   (a) 动脉和静脉意外进入空气
   (b) 意外拔管
   (c) 更换部件（螺旋接头、接头、导管、管道、离心头、氧合器、回路更换）引起的回路相关并发症
   该环节可能需要在 ECMO 专家的指导下进行
   (d) 泵故障需要手摇泵支持
4. 支持床边 ECMO 团队的 ECMO 资源将需要 24 小时 /7 天的覆盖范围，如果资源在医院之外，则需要明确响应时间
   (a) ECMO 专家在 ECMO 泵管理的各个方面都受过高级培训，包括：回路预充、插管、拔管、ECMO 回路故障排除和元件 / 回路更改。该角色通常由 ECMO 协调员和 / 或体外循环治疗团队提供帮助
   (b) ECMO 医师
5. 护理 ECMO 患者的床边护士的首要责任是照顾患者，而不是 ECMO 系统
   要求：
   (i) 基本了解 ECMO 基本原理和应急处理方案
   (ii) ECMO 系统紧急情况由 ECMO 专家处理

12.2.2　多学科护理模式

ECMO 技术的进步和成人 ECMO 病例的增加为 ECMO 患者提供了一种新的人员配备模型。多学科护理模式（Multidisciplinary Care Model，MCM），也被称为“单一照顾者模型

(Single Caregiver Mode)”,床边护士护理患者,同时在ECMO培训的多学科团队的支持下,对ECMO泵的监测和管理负有一定的责任。必须为复杂的管理事件和紧急干预措施建立一个二级支持结构,以处理ECLS并发症。MCM模型为多种ECMO支持情况提供了一个安全、灵活和经济的人员模型[4]。

对MCM的建议

1. 设备
   (a) 离心技术
   (b) 对ECMO压力实施监测
   (c) 简单的外循环,没有回输端口
2. ECMO护士的主要职责是照顾患者
   改进后的ECMO职责:
   a) 每4小时进行一次简单的回路检查
   b) 根据治疗目标、患者病情和循环血流动力学对患者进行容量管理
   c) 执行以下ECMO泵应急程序:
      (i) 嵌制关闭ECMO并寻求帮助处理以下情况:
         i) 动脉空气:任何容量
         ii) 静脉空气:大容量
         iii) 意外拔管
         iv) 离心头或氧合器的大量回路血栓/阻塞
      (ii) 泵故障时采用手摇泵(随时可获得)
   d) 可能包括
      (i) 每个方案的吹扫气流和FiO_2的滴定
      (ii) 通过调整方案中的转速来滴定血泵流量
3. 支持ECMO护士的ECMO资源需要覆盖24小时/7天的范围
   (a) ECMO专家在ECMO泵管理的各个环节都受过高级培训,包括:电路启动、套管、脱管、ECMO电路故障排除和元件/电路更改。该角色通常由ECMO协调员和/或体外循环治疗团队支持
   (b) ECMO医师

12.3 临床能力

12.3.1 建立临床能力

能力就是指“把事情做好的能力”[5]。

ECMO项目主管和ECMO协调员负责ECMO团队的培训,并提供持续的能力培训和考核。由于每个ECMO项目的特殊性和多样性,ELSO建议每个中心建立一个教育培训项目,根据其患者人数、ECMO设备和每个ECMO团队成员的指定角色来提高业务能力[1]。组织ECMO教育计划的主要目标是提供统一的多学科教育,所有ECMO实施者都可以使用统一的课程进行初始培训。这种方法将规范化处理,以减少ECMO并发症。每个机构所

遵循的指定人员模式将有助于为 ECMO 专家或 ECMO 护士开展能力培训。由于 ECMO 专家的教育背景不同，每个组织都需要因材施教。

床边护理人员（不负责 ECMO 设备）将需要额外的 ECMO 支持培训，以及对 ECMO 基本原理和设备构成的基本理解。ECMO 协调员和以单元为基础的护理教育者可以努力开发和实施 ECMO 能力年度培训班。能力等级的基本目标包括：ECMO 生理学、设备安全、病人安全、套管护理、资源管理和病人应急处理。

支持人员的标准化教育课程将促进多元化学科教育模式。参与者可能包括所有专业领域的代表，包括康复专家、血库、药房、实验室服务和生物医学工程。这种教育将有助于支持人员预测这些复杂患者的需求，并改善学科之间的沟通。

协同工作和有效沟通是确保患者安全的重要方面。床边护士必须清楚有效地传达 ECMO 患者的需求。一种清晰的通信算法可以帮助快速识别资源，以帮助在紧急情况下提供护理。护士是护理团队的眼睛和耳朵，在处理危机情况时需要保持冷静。床边护士在危机情况下的基本作用是评估环境，然后立即将他们的需求传达给指定的资源。有效、无缝的沟通是提供高质量护理和取得最佳效果的关键。

考核 ECMO 临床能力

机构 ECMO 项目指南应包括考核 ECMO 能力的方法。ECMO 临床能力可以在临床环境和 / 或模拟环境中进行考核。这种考核和验证最好由机构 ECMO 内容专家（主任、协调员或专家）执行。在考核临床能力的过程中，需要客观地评价临床能力的表现和有缺陷的指标。目标可在体制政策和程序或准则中概述。

在考核临床能力时，有 3 种技能需要考虑：认知、技术和行为。认知目标有助于评估参与者的判断性思维和临床推理。在护理学中，临床决策判断性思维是一种系统的逻辑思维能力，对问题持开放态度，并反思以确保安全护理和优质护理[6]。一些特定的 ECMO 并发症可以在模拟环境中进行，内容专家可以评估认知行为，以确定批判性思维和临床推理是否充分执行。床边护士可以从这种模拟练习中获益。床边护士的紧急反应时间和判断思考能力可以根据期望的行为和表现标准进行评估和测量。

技术目标有助于评估执行 ECMO 程序（无论是急性还是非急性）所需的日常物理组件。技术技能可以在模拟环境中评估。ECMO 问题或程序可以模拟，内容专家可以在整个过程中考察学员的能力。对学员来说，知道这些信息是很重要的，他们还必须知道如何在紧急情况下采取行动和使用学习的技能。为了吸引学员，内容专家必须创建一个与临床环境紧密匹配的模拟环境。这种创建现实场景的工作将考核学员的技术知识。床边护士将从这种环境中受益。学习者可以在 ECMO 患者的标准护理实践中被考核，也可以在 ECMO 应急情况下被考核。

行为目标有助于评估个人和团队之间的沟通技巧[1]。在仿真环境中可以观察到个人和团队之间的有效沟通。有效的专业间沟通会影响病人的安全和护理质量。沟通能力是一项核心的临床技能，必须通过教学、测试和实践来提高[7]。

12.3.2　保持临床能力

建议 ECMO 中心制定符合 ELSO 建议的制度政策、程序和指南。ELSO 认识到，关于政策和程序的区域和机构规章存在差异，这些差异将导致实际操作与建议的不同[1]。建议政策和程序涵盖 ECMO 适应证、插管、启动、患者管理、拔管、抗凝、应急程序、ECMO 运输、设备维护、培训和教育。就本节而言，我们将集中讨论关于 ECMO 继续教育和培训的政策、程序和指南。

政策、程序和指南应说明经 ECMO 培训的工作人员的继续教育情况。附录 12.3 是 ECMO 专家年度能力检查表的样稿。要解决的问题包括正式团队会议、Water-Drill 模型 / ECMO 模拟、年度检查和直接护理 ECMO 患者的最少小时数[8]。正式的团队会议可以包括病例审查、情况汇报、ECMO 治疗的最新进展、质量保证审查、政策和程序审查及管理信息。这些过程由 ECMO 项目主任、ECMO 协调员和 / 或 ECMO 指导委员会组织和监督。应大力鼓励多学科的 ECMO 工作人员参加这些继续教育活动。参加这些会议的频率将根据 ECMO 中心的规模和 ECMO 团队的规模而定。建议监测和记录多学科 ECMO 工作人员的出勤率，并确定重新认证 ECMO 从业人员所需的会议出席次数。

12.3.2.1 Water-Drill 模型

建议至少每 6 个月进行一次 Water-Drill 模型和 / 或 ECMO 模拟。Water-Drill 模型利用充满液体的 ECMO 回路在实践中练习，以便 ECMO 工作人员可以对循环回路进行实际的操纵练习。重要的环节是加强对 ECMO 回路功能的理解和执行回路检查，培养滴定 ECMO 泵流量和气流量的能力。如果使用压力监测，则可以练习如何调零和冲洗传感器。高级环节包括检查所有可能的回路紧急情况，并采取适当的干预措施。每个 ECMO 学员应该能够描述每个 ECMO 回路组件的功能，并能够按照要求完成组件更改。

12.3.2.2 高保真模拟

高保真模拟是一个被广泛接受的 ECMO 培训教育论坛，可以作为其他实践技能课程的辅助。高保真模拟利用专业的人体模型和软件平台，提供一个交互式的教育论坛，可以紧密模拟临床情况，强调 ECMO 回路的高仿真性。必须尽力创建一个功能性 ECMO 回路，可以通过它来演示 ECMO 紧急情况。该功能可以与人体模型和监测软件相结合，创造一个与现实情况高度相近的环境，ECMO 工作人员对 ECMO 问题做出反应。这可以通过先进的基于灌注的人体模型，如 Orpheus 灌注模拟器或其他计算机辅助模拟器来实现。高保真模拟通过提供即时反馈、允许重复练习、技能难度可不断增加、多形式的学习策略以及根据学员反应的不同而随时做出相应改变的临床状况，最终提高学习效率[9]。ECMO 的政策和程序规定了 ECMO 工作人员模拟学习的小时数，以达到年度再认证的要求。

尽管商业模拟器有好处，但各机构也可以创建自己的低成本模型。一个标准的人体模型可以与标准的血流动力学监测设备一起使用。一个简单的充液储液罐可以用来控制 ECMO 回路压力，同时操作者可以控制模拟患者的血流动力学。夏威夷的 Hanuola ECMO 项目开发了视频来演示如何使用标准 ICU 设备和 ECMO 电路轻松地进行 ECMO 模拟[10]。

12.3.2.3 动物实验室

如果机构有资源和渠道获得动物资源，动物实验室将会是 Water-Drill 模拟的一个很好的辅助手段。动物实验室的动物处理原则遵守机构动物处理指南的要求。动物实验室更注重患者的 ECMO 管理，可以通过采血、血液检查结果判读和药物使用来更好地学习。在这种环境下，ECMO 泵流量、扫气流量和肝素管理的影响可以得到充分评估。政策和程序应规定实现机构再认证所需的动物实验室部分培训的次数。动物实验课程的推荐时间为 24～72 小时，每个 ECMO 学员参加 4 个 8 小时该部分的培训[1]。在美国，因成本因素、难以获得审批以及难以完全符合严格的动物处理指南要求而越来越难开展动物实验室相关的培训。

12.3.2.4　年度考试

ECMO 政策要求所有受过 ECMO 培训的员工通过年度考试，评价其认知技能。为了质量保证或审核，需要将考试结果记录在案。除了教学考试，建议每年对所有接受 ECMO 培训的学员进行绩效评价。这可以通过学员在 Water-Drill 或模拟过程中对 ECMO 并发症的反应来实现。

12.3.2.5　最低 ECMO 护理要求

ECMO 所有学科的工作人员的最低病人护理小时数应在其政策中列出（如每季度 12 小时或每季度 1.5 个患者）。如果没有达到指定的机构要求，则建议重新培训和参加 Water-Drill 和模拟课程。建议每个机构每年至少进行 6 名 ECMO 患者的支持治疗，以保证充分治疗此类复杂患者所需的临床专业技能[3]。政策和程序应根据具体操作规程的变化进行更新，并至少每两年进行一次审查和修订。

12.3.3　质量保证和质量改进

确保质量对于 ECMO 项目的成功至关重要。ECMO 领导层有责任在监测期间不断寻求改进的机会。ELSO 成员资格至关重要，因为它制定了许多质量评估工具供各中心使用。每个 ELSO 成员机构通过 ELSO 注册中心可获取国际和各中心特定数据报告[1]。ELSO ECMO 程序的数据包括每个中心报告的常见问题和相应发生率。这些数据可以作为基准，与国际 ELSO 中心进行比较。每年，ELSO 都会从世界各地选出杰出的中心。

“卓越生命支持奖是对全球 ECMO 项目的认可，这些项目通过在 ECMO 中实施促进卓越和特殊护理的流程、程序和系统而脱颖而出。ELSO 的目标是认可和表彰那些在业绩、创新、满意度和质量方面达到最高水平的 ECMO 项目。一个选出的卓越中心需要在以下 3 个方面表现出非凡的成就：卓越地推动 ELSO 的使命、活动和愿景；以证据为基础，采用最高质量的检测手段、流程和结构，在患者护理方面做出卓越贡献；以及在培训、教育、合作和沟通方面的卓越表现，以支持 ELSO 的指导方针，为康复环境做出贡献”[11]。

提供高质量和安全的 ECMO 护理需要一个全面、多学科团队的奉献。致力于提供继续教育机会的行政医院支持对维持多学科团队的临床能力至关重要。不管使用何种人员模型，护理在 ECMO 团队中都起着不可或缺的作用。除了获得和维护一定的执照，护士还必须确保初步和持续的临床能力。根据 Whitaker、Winifred 和 Smolenski 的研究[12]，卫生保健组织认证联合委员会（the Joint Commission on Accreditation of Healthcare Organizations，JCAHO）要求医院在雇佣时评估员工的能力，然后在整个雇佣过程中定期评估员工的能力。ECMO 护士有责任保持和提高自己的专业技能以更好地管理 ECMO 患者。需要各机构提供教育，以确保质量和安全仍然是所有 ECMO 团队成员的重点。

12.4 附录12.1:机构内ECMO医师资格认证指南

12.4.1 外科和内科服务

- 体外膜氧合(ECMO)医师的临床特权
- 补充的新生儿护理和儿科重症监护ECMO处方医师特权

12.4.1.1 ECMO医师

ECMO医师和ICU主治医师将共同确定患者是否需要ECMO支持治疗。所有患者需要ECMO支持治疗的决定将由两名医生决定。如果不能达成一致意见,将联系ECMO项目主管或指定人员确定其是否达到ECMO适应证。

这样做使得ECMO医师可以与重症监护团队更好地协作。权限包括评估和选择ECMO患者、监督插管和拔管过程、管理体外生命支持回路和管理患者,以及为ECMO患者提供常规和紧急护理。申请此项特权所需的最低临床培训和/或经验如下:

Ⅰ. 获取初始权限的资格标准

A. 接受ECMO培训,并在入职后1年内作为主治医师或研究员接受有ECMO项目的培训或直接参与ECMO项目

1. 来自<机构>重症监护ECMO主任的推荐
2. ECMO项目主任的推荐信,特别强调了候选人选择ECMO支持患者的能力,监督插管和拔管过程,管理ECMO常规护理和紧急情况
3. 必须与ECMO协调员一起完成<机构>评审课程,以评审<机构>的设备、程序和政策
4. 需要笔试和模拟练习考试通过

B. 如果入职后作为主治医师或研究员接受既有ECMO项目的培训或直接参与ECMO项目的时间超过1年

1. 来自<机构>重症监护ECMO主任的推荐
2. 必须完成全部<机构>培训课程
3. 需要笔试和模拟练习考试通过

C. ECMO发病率和死亡率

一旦获得ECMO医师资格认证,在任期内第一年通过ECLS协调员或指定人员的安排在ECMO M&M会议上介绍自己参与治疗的ECMO病例。

Ⅱ. 连任资格指南

A. 保持临床能力水平

1. 2年内参与4名患者的监督插管和拔管
2. 2年内管理4例ECMO患者
3. 达标需要ECMO项目主任的认可。病人的管理和插管/拔管的监督可以通过参与不同的病人来实现

B. 继续医学教育的维护需要满足下述中的其中一条

1. 1年内参加至少75%的ECMO病例汇报(包括发病率和死亡率)

2. 参加 ECLS 继续医学教育活动，例如 ECMO 培训、ELSO 年度会议、Keystone ECLS 会议、其他认证 ECLS 活动或类似的活动，每三年举办一次。CME 信用文件将在重新审核时提交

C. 如果 ECMO 病例数量达不到每年的最低要求，ECMO 项目主任可以延长审议期限

12.4.1.2　开具 ECMO 处方的临床医师（医学博士、高级护士）

重症监护特权的补充特权。享有为体外生命支持（ECLS）患者提供常规和紧急临床护理的特权。

申请此特权所需的最低临床培训和 / 或经验如下：

Ⅰ. 初始特权资格标准

A. 途径 1

1. 完成完整的 ECMO 培训课程
2. 需要笔试和模拟练习考试通过

B. 途径 2

1. 完成 ECMO 项目主任批准的 ECMO 培训课程
2. 与 ECMO 协调员一起完成审查课程，审查设备、程序和政策
3. 需要笔试和模拟练习考试通过

监督要求

维持临床能力：

1. 2 年期间能胜任 4 名患者的 ECMO 管理
2. 达标需要 ECMO 项目主管的认可。病人管理监督可以通过参与不同的病人来实现

Ⅱ. 连任资格指南

CME 的维持要求在 1 年内至少参加 ECMO 病例汇报（包括 M&M）的 25%

12.5　附录 12.2：为 ECMO 专家提供培训和继续教育

12.5.1　目的

为 ECMO 专家的培训和继续教育制定指导方针。维持临床能力的标准将由 ECMO 协调员维护，并遵循体外生命支助组织（ELSO）的大纲要求。

ECMO 专家应接受专业技术培训，以管理 ECMO 系统和 ECMO 患者。完成所需的培训后，每个 ECMO 专家需要完成能力考核。

12.5.2　程序

教学课程

新的 ECMO 专家将参加 ECMO 的教学课程有：

- ECMO 简介
- ECMO 治疗生理学

- Pre-ECMO 程序
- ECMO 的适应证和禁忌证
- 凝血生理学
- ECMO 设备
- 动脉和静脉 ECMO 的生理学
- ECMO 患者的日常管理和回路管理
- ECMO 期间的紧急情况和并发症
- 复杂 ECMO 病例的管理
- ECMO 脱机（技术和并发症）
- 脱机程序
- ECMO 后并发症
- ECMO 患者的短期和长期预后
- 道德和社会问题

Water lab 或 ECMO 模拟环节：

1. 该环节允许学员亲自动手操作
2. 使专家充分了解所有可能发生的紧急情况，并将在该环节结束时进行适当的干预
3. 应急处理（模拟）
4. 基本的 Water lab 包括以下内容：

- 检查循环回路和功能（滚压泵 / 离心泵）
- ECMO 回路安装和预充
- 循环回路取样方法和途径
- 螺旋接头和三通的使用
- 基本回路检查
- 设备组件

紧急 Water lab 或 ECMO 模拟课程（滚压泵 / 离心泵）

紧急联系环节包括以下模拟培训：

- 回路更换
- 处理静脉 / 动脉空气
- 电源故障
- 设备故障
- 紧急启动 ECMO
- 意外拔管
- 静脉回流障碍
- 管道破裂（滚压泵）
- 更换泵头（离心泵）

ECMO 专家的评估和机构认证

1. 书面评估：记录每位专家在参加 ECMO 所有培训课程期间的技能和能力表现，包括课程出勤、Water lab 课程和考试。

2. 认证考试：每一位 ECMO 专家将在教学课程结束后和在表现评估时接受认证考试。在基本和紧急 Water lab 课程之后，将进行认证考试。将建立预先确定的通过级别。

3. 机构认证：成功完成 ECMO 培训课程（教学、基本和紧急 Water lab、床边培训）并通过笔试后，将授予 ECMO 专家机构认证。ECMO 评估能力将由 ECMO 专家和 ECMO 协调员完成。

初始课程后的年度再认证：

1. 40 小时对泵的临床使用，或 12 小时 wet labs 或 ECMO 模拟培训时间
2. 完成年度技能评估和 / 或适当的临床经验
3. 4 种 ECMO 模拟和 / 或适当的临床经验
4. 完成认证考试
5. ECMO 项目协调员的满意度评估

12.6　附录 12.3：ECMO 专家年度临床能力评估

ECMO 技能评估

ECMO 是一种利用体外循环技术在 ICU 中提供生命支持的技术。ECMO 专家是经过特殊培训的临床医生，负责监测和维持 ECMO 回路和患者血流动力学稳定。

参与者

- 注册护士
- 呼吸治疗师
- 体外循环治疗师
- 医生
- 高级护士 / 医生助理

目标

- 描述所有回路组件的功能
  - 套管（VV vs VA）
  - 传感器（P1-P2 和梯度）
  - 桥
  - SVO_2 监测
  - 离心泵 / 滚压泵
  - 回路给药或取样端口（药物 / 化验）
  - 氧合器（通风口、排气口）
  - 加热器
  - 气体流量计
  - 连续血气监测仪
- 通过菜单选项演示操作
- 执行传感器校准
- 描述并展示专家职责
- 执行完整的 ECMO 回路检查

- 描述并演示回路组件更改的程序
  - 旋塞阀、螺旋接头、连接器、氧合器
- 描述和演示应急程序
- 描述和演示血气管理
- 使用无菌技术进行模拟抽样
- 描述和演示血液制品和容量管理技术
- 肝素输注管理和肝素泵操作

参考文献

1. Annich GM, Lynch WR, MacLaren G, Wilson JM, Bartlett RH. ECMO: extracorporeal cardiopulmonary support in critical care. 4th ed. Ann Arbor: Extracorporeal Life Support Organization; 2012.
2. Extracorporeal Life Support Organization (ELSO). ECLS registry report: international summary. 2015.
3. ELSO guidelines for ECMO Centers. Retrieved from: http://www.elso.org/Portals/0/IGD/Archive/FileManager/faf3f6a3c7cusersshyerdocumentselsoguidelinesecmocentersv1.8.pdf. 2014.
4. Freeman R, Nault C, Mowry J, Baldridge P. Expanded resources through utilization of a primary care giver extracorporeal membrane oxygenation model. Crit Care Nurse. 2012;35(1):39–49.
5. www.meriam-webster.com/dictionary/competence. Accessed 7Apr 2016.
6. Heaslip P. Critical thinking and nursing. The critical thinking community. Retrieved from: http://www.criticalthinking.org/pages/critical-thinking-and-nursing/834. 2008.
7. Gauntlett R, Laws D. Communication skills in critical care. Contin Educ Anaesth Crit Care Pain. 2008;8(4):121–4. doi:10.1093/bjaceaccp/mkn024.
8. ELSO guidelines for training and continuing education of ECMO specialists. Retrieved from: http://www.elso.org/Portals/0/IGD/Archive/FileManager/97000963d6cusersshyerdocumentselsoguidelinesfortrainingandcontinuingeducationofecmospecialists.pdf. 2010.
9. Issenberg SB, McGaghie WC, Pertusa ER, Gordon DL, Scalese RJ. What are the features and uses of high-fidelity medical simulations that lead to most effective learning? BEME guide no. 4. Med Teach. 2005;27:10–28.
10. www.youtube.com/playlist?list=PLdpTPQiDc-IGhLjvguQz61sVViu_4RulY
11. ELSO Center of Excellence (2016). Retrieved from: https://www.elso.org/Excellence/Vision.aspx.
12. Whitaker S, Winifred C, Smolenski MC. Assuring continued competence – policy questions and approaches: how should the profession respond? 2000;5(3). Retrieved from http://www.nursingworld.org/MainMenuCategories/ANAMarketplace/ANAPeriodicals/OJIN/TableofContents/Volume52000/No3Sept00/ArticlePreviousTopic/ContinuedCompetence.html.